Raviraj Gohil
Yash Merchant

Robótica em cirurgia de cabeça e pescoço

Raviraj Gohil
Yash Merchant

Robótica em cirurgia de cabeça e pescoço

O que agora está provado era antes apenas imaginado

ScienciaScripts

Imprint

Any brand names and product names mentioned in this book are subject to trademark, brand or patent protection and are trademarks or registered trademarks of their respective holders. The use of brand names, product names, common names, trade names, product descriptions etc. even without a particular marking in this work is in no way to be construed to mean that such names may be regarded as unrestricted in respect of trademark and brand protection legislation and could thus be used by anyone.

Cover image: www.ingimage.com

This book is a translation from the original published under ISBN 978-620-7-64883-2.

Publisher:
Sciencia Scripts
is a trademark of
Dodo Books Indian Ocean Ltd. and OmniScriptum S.R.L publishing group

120 High Road, East Finchley, London, N2 9ED, United Kingdom
Str. Armeneasca 28/1, office 1, Chisinau MD-2012, Republic of Moldova, Europe
Printed at: see last page
ISBN: 978-620-8-19447-5

Conteúdo

Chapter 1 CIRURGIA ROBÓTICA: UMA INTRODUÇÃO

O QUE É UM ROBOT?

O termo *robot* deriva da palavra checoslovaca *robata,* que se traduz por "trabalho forçado" ou "trabalhador".[1]

Segundo o Oxford's English Dictionary, "um robô é uma máquina, especialmente uma máquina programável por computador, capaz de realizar automaticamente uma série complexa de acções".

O QUE É UM ROBÔ CIRÚRGICO?

Um *robô cirúrgico* foi definido como um dispositivo motorizado, controlado por computador, que pode ser programado para ajudar no posicionamento e manipulação de instrumentos cirúrgicos.[2] O objetivo não é ser uma máquina humanoide imaginária, uma vez que estes robôs não podem fazer julgamentos clínicos nem estabelecer uma relação médico-paciente.

O termo *"robô cirúrgico"* não é universalmente aceite, uma vez que um robô executa tarefas de forma autónoma, pelo que os termos *"melhorado por computador"* e *"assistido por computador"* podem ser utilizados para os sistemas cirúrgicos que funcionam sem autonomia. O principal requisito para que qualquer sistema cirúrgico seja conhecido como um robot é ser **auto-alimentado**. Em sentido lato, os robots cirúrgicos são os instrumentos que permitem aos cirurgiões executar tarefas mais complexas com facilidade e precisão e que os ajudam a realizar tranquilamente tarefas repetitivas cansativas .[3]

A ideia da cirurgia robótica foi proposta pela primeira vez pela Administração Nacional da Aeronáutica e do Espaço (NASA) em 1972 para os astronautas. A NASA propôs 2 conceitos-chave:

1.	A necessidade de desenvolver uma abordagem sistémica para a gestão de eventos médicos clínicos importantes no espaço.

2.	A necessidade de desenvolver e avaliar hardware e técnicas adequadas para a realização de cirurgias no espaço . [4]

Em 1985, o campo da medicina começou a utilizar robôs para uma variedade de tratamentos, incluindo a substituição total da anca, a ressecção transuretral da próstata, a braquiterapia, a radioterapia de intervenção, a endoscopia, a laparoscopia, entre outros. Recentemente, os robots ganharam existência na Ortolaringologia para cirurgia dos seios paranasais e implante coclear[5] .

No domínio da cirurgia oral e maxilofacial, as cirurgias robóticas começaram agora a ser utilizadas no planeamento da cirurgia ortognática[6] , na fresagem de superfícies ósseas, na perfuração de orifícios, na seleção de placas de osteossíntese, na dobragem e no posicionamento intra-operatório de placas numa posição definida[5] , em cortes profundos de osteotomia com serra.

Os tumores malignos orais também estão a ser tratados com esta técnica[7] . Utilizando o robô Da Vinci, comercializado pela Intuitive Surgical®, a cirurgia robótica trans-oral (TORS) foi inicialmente criada para utilização numa variedade de especialidades cirúrgicas, incluindo urologia, ginecologia e cirurgia cardíaca. Mais recentemente, foi alargada ao tratamento do cancro da cabeça e do pescoço. Desde 2005, foram publicadas mais de 20 investigações sobre a TORS em seres humanos, cadáveres, animais e várias localizações de cancro da cabeça e do pescoço.[8-14] . A cirurgia robótica transoral (TORS) tem mostrado uma utilização favorável para o tratamento de carcinomas espinocelulares benignos e malignos selecionados que afectam vários locais, como o palato, as amígdalas palatinas, a base da língua, a parede posterior e lateral da faringe, a nasofaringe, a hipofaringe e a laringe. Na maioria dos casos, a sua utilização em oncologia craniofacial transoral e da cabeça e pescoço restringe-se a tumores benignos e T1-T2 (fase inicial e intermédia) em adultos. No que diz respeito aos cirurgiões orais e maxilofaciais, a TORS oferece uma nova opção de tratamento para os doentes que sofrem de cancro da orofaringe e de apneia obstrutiva do sono.[15]

As vantagens dos robôs incluem uma melhor exatidão espacial tridimensional, fiabilidade e precisão.[6] Os robôs permitem movimentos controlados do armamentário, hemostase eficiente, melhor visualização e dissecção eficaz dos tecidos. Os robots recentemente desenvolvidos têm braços com 7 graus de movimento (EndoWrist, Intuitive Surgicals 2012) que podem imitar a destreza da mão e do pulso humanos.[8]

No entanto, existem algumas desvantagens como o custo elevado, o longo tempo de planeamento e a difícil automatização. Além disso, não existe um padrão de recomendações de segurança e é difícil coordenar o trabalho interdisciplinar entre engenheiros e cirurgiões[5] . Recentemente, Holsinger et al. sugeriram uma base anatómica para uma abordagem transoral denominada "orofaringectomia lateral transoral (TLO)" e relataram a segurança oncológica e os resultados funcionais.[17,18]

1. Kavic MS: Robotics, technology, and the future of surgery. *JSLS* 2000; 4:277-279.

2. Davies B: Uma revisão da robótica na cirurgia. *Proc Inst Mech Eng [H]* 2000; 214:129-140.

3. Townsend C M. Sabiston textbook of surgery: A base biológica da prática cirúrgica moderna. 18th ed. Estados Unidos: Saunders, An imprint of Elsevier;2007.

4. Borumandi F, Heliotis M, Kerawala C, Bisase B, Cascarini L. Role of robotic surgery in oral and maxillofacial and head and neck surgery. Br J Maxillofac Surg 2011:1-5.

5. Korb W, Marmulla R, Raczkowsky J, Muhling J, Hassfield S. Robots in the operating theatre-chances and challenges. Int J Oral Maxillofac Surg 2004;33:721-732.

6. Theodossy T, Bamber MA. Cirurgia modelo com um braço robótico passivo para planeamento de cirurgia ortognática. J Oral Maxillofac Surg 2003;61:1310-1317.

7. Hans S, Delas B, Gorphe P, Ménard M, Brasnu D. Cirurgia robótica transoral no cancro da cabeça e do pescoço. Anais Europeus de Otorrinolaringologia, Doenças da Cabeça e do Pescoço (2012) 129: e32-e37.

8. Mc Leod IK, Mair EA, Melder PC. Potential applications of the Da Vinci minimally invasive surgical robotic system in otolaryngology. Ear Nose Throat J 2005;84:483-7.

9. Hockstein NG, Nolan JP, O'Malley Jr BW, et al. Microcirurgia faríngea e laríngea assistida por robô: resultados de dissecções robóticas em cadáveres. Laryngoscope 2005;115:1003-8.

10. Weinstein GS, O'Malley Jr BW, Hockstein NG. Transoral robotic surgery: supraglottic laryngectomy in a canine model. Laryngoscope 2006;11:1315-9

11. O'Malley BWJr, Weinstein GS, Hockstein NG. Transoral robotic surgery (TORS): glottic microsurgery in a canine model. J Voice 2006;20:263-8.

12. Weinstein GS, O'Malley BWJr, Snyder W, et al. Transoral robotic surgery: radical tonsillectomy. Arch Otolaryngol Head Neck Surg 2007;113:1220-6.

13. O'Malley BWJr Weinstein GS, Snyder Hockstein NG. Cirurgia robótica transoral (TORS) para neoplasias da base da língua. Laryngoscope 2006;116:1465-72.

14. Weinstein GS, O'Malley BWJr, Snyder W, et al. Cirurgia robótica transoral: laringectomia parcial supraglótica. Ann Otol Rhinol Laryngol 2007;116:19-23.

15. Dutta S, Paasi D, Sharma S, Singh P. Cirurgia robótica transoral: Uma cura contemporânea para a futura cirurgia maxilofacial. Journal of Oral and Maxillofacial Surgery, Medicine, and Pathology (2016) 28: 290-303.

16. Park E S, Shum J W, Bui T G et al. Cirurgia Robótica Uma Nova Abordagem aos Tumores da Base da Língua, Orofaringe e Hipofaringe. Oral Maxillofacial Surg Clin N Am (2013) 25: 49-59.

17. Holsinger FC, McWhorter AJ, Ménard M, Garcia D, Laccourreye O. Transoral lateral oropharyngectomy for squamous cell carcinoma of the tonsillar region: I. Técnica, complicações e resultados funcionais. Arch Otolaryngol Head Neck Surg 2005;131:583-91.

18. Laccourreye O, Hans S, Ménard M, Garcia D, Brasnu D, Holsinger FC. Transoral lateral oropharyngectomy for squamous cell carcinoma of the tonsillar region: II. Uma análise da incidência, variáveis relacionadas e conseqüências da recorrência local. Arch Otolaryngol Head Neck Surg 2005;131:592-9.

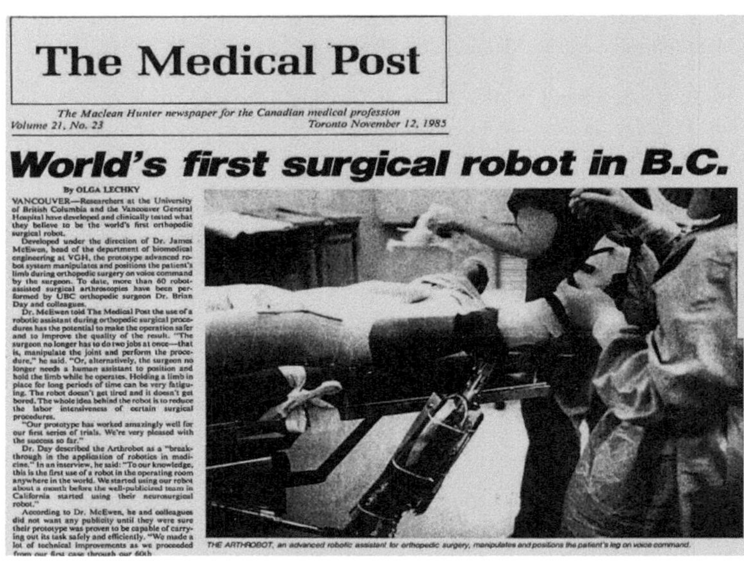

(The medical post; volume 21, n.º 23, 12-nov-1985)

Leonardo da Vinci é considerado a primeira pessoa a conceber e construir um robô em forma humana, por volta de 1495.[1] Mas o termo robô só se tornou popular em 1921, quando o dramaturgo checo **Karel Capek** introduziu o termo robô na sua peça "Os robôs universais de Rossom", após o que os robôs adquiriram cada vez mais importância, tanto na imaginação como na realidade.[2,3]

O primeiro robô cirúrgico do mundo foi o **"Arthrobot",** desenvolvido e utilizado pela primeira vez em Vancouver, BC, Canadá, em 1983. Foi desenvolvido por uma equipa liderada pelos Drs. James McEwen e Geof Auchinlek com a colaboração de um cirurgião ortopédico, o Dr. Brian Day. Nessa altura, foram também desenvolvidos outros robôs médicos, incluindo um braço robótico que efectuava cirurgias oculares e outro que era útil como assistente operacional, entregando instrumentos ao cirurgião em resposta a comandos de voz.

O desenvolvimento seguinte foi o **Puma 560**, um robot utilizado em 1985 por Kwoh et al para efetuar biopsias neurocirúrgicas com maior precisão.[4,5] Passados três anos, Davies et al utilizaram o Puma 560 para a ressecção transuretral da próstata.[6] Mais tarde, foi desenvolvido um robot conhecido como PROBOT, concebido especificamente para a ressecção transuretral da próstata. Durante o desenvolvimento do PROBOT, um novo sistema robótico ROBODOC estava a ser desenvolvido pela Integrated Surgical Supplies Ltd. de Sacramento, CA, concebido para maquinar o fémur com maior precisão em cirurgias de substituição da anca.[1] Foi o primeiro robot cirúrgico aprovado pela FDA.

Um ano mais tarde, Wang desenvolveu o Automated Endoscopic System for Optimal Positioning (**AESOP**), que permite ao cirurgião controlar o braço robótico e o videolaparoscópio manualmente ou com a voz do cirurgião durante a cirurgia laparoscópica. [7]

A principal força motriz por detrás do desenvolvimento de robôs cirúrgicos foi o trabalho do **Centro de Investigação Ames da Administração Nacional do Ar e do Espaço (NASA),** em meados e finais da década de 1980, quando um grupo de investigadores que trabalhavam em realidade virtual se interessou pelo desenvolvimento da cirurgia por telepresença.[1] No início da década de 1990, vários cientistas da equipa da NASA-Ames, em colaboração com o Stanford Research Institute (SRI), desenvolveram um telemanipulador hábil para cirurgia da mão.

Reichenspurnen e colaboradores[8] utilizaram o sistema ZEUS, criado pela empresa americana de robótica Computer Motion, em 1999, para executar dois bypasses aorto-coronários. O sistema era composto por três braços robóticos e um braço porta-endoscópio controlado por voz. As limitações de um equipamento rígido e de uma visão bidimensional do campo cirúrgico sem perceção de profundidade levaram ao desenvolvimento do atual Sistema Cirúrgico da Vinci pela Intuitive Surgical, Sunnyvale, Califórnia, EUA, em 1995. É o sistema mais amplamente utilizado na prática clínica atual.[9]

História da cirurgia robótica na região da cabeça e do pescoço (TORS)

A primeira utilização de robots na região da cabeça e do pescoço foi a realização de antrostomias em ossos temporais em 1994, utilizando o sistema Robodoc de Kavanagh[10] . Seguiu-se o primeiro sistema robótico "Otto" aprovado para utilização clínica na cirurgia oral e maxilofacial em setembro de 1999[11] . Embora não tenha sido concebido principalmente para utilização em cirurgia da cabeça e do pescoço, o robô da Vinci foi experimentado pela primeira vez em procedimentos da cabeça e do pescoço por Haus et al. para dissecção do pescoço em modelo porcino e remoção da glândula submandibular em 2003[12] . A primeira operação de cabeça e pescoço efectuada com sucesso por um robô cirúrgico da Vinci num ser humano foi a excisão de um quisto valvular por MacLeod e Melder, com um tempo de preparação de 75 minutos e 30 minutos de tempo cirúrgico[13] . De 2005 a 2007, os robôs da Vinci foram amplamente testados em manequins, cadáveres e modelos caninos na Universidade da

Pensilvânia para ensaios técnicos e de viabilidade. Um caso de laringectomia parcial supraglótica utilizando um robô da Vinci num modelo canino foi relatado por Weinstein et al. [14]. A equipa da Pensilvânia foi das primeiras a implementar técnicas cirúrgicas na prática clínica, na sequência de estudos pré-clínicos bem sucedidos sobre a aplicação do robô. [15, 16].

A cirurgia robótica transoral (TORS) é o termo para a cirurgia que utiliza um robô cirúrgico para entrar nos locais cirúrgicos da faringe e da laringe através da cavidade oral. O'Malley Jr. relatou inicialmente a sua utilização numa sequência de pacientes humanos em 2006 para a terapia cirúrgica de neoplasias da base da língua em três casos[17] . Seguiu-se outro ensaio clínico prospetivo de laringectomia parcial supraglótica efectuada com TORS em três doentes[18] . A utilização do robô da Vinci para a ressecção endoscópica de cancros da cabeça e do pescoço em seres humanos foi finalmente aprovada pela FDA (United States Food and Drug Administration) em dezembro de 2009[19] . A TORS continua a estar na sua fase emergente. Devido à sua capacidade de oferecer uma excelente abordagem às lesões benignas da região faríngea, ou seja, nasofaringe, orofaringe e hipofaringe, a sua utilização em oncologia da cabeça e do pescoço foi agora alargada a outros procedimentos, como a tiroidectomia, a paratiroidectomia, a amigdalectomia, a ressecção da base da língua e a laringectomia total.

Muito recentemente, o novo sistema cirúrgico - "Medrobotics FlexTM system" - demonstrou a sua primeira aplicação cirúrgica em seres humanos para o tratamento da apneia obstrutiva do sono envolvendo a base da língua, a amígdala e o velum, o pólipo da prega vocal e o carcinoma do bordo lateral da língua[20] . Basicamente, trata-se de um dispositivo cirúrgico endoscópico controlado pelo operador e assistido por computador, composto por um dispositivo altamente articulado e instrumentos flexíveis semelhantes a serpentes. O Flex apresenta um desempenho aceitável em termos de visualização, acesso e ressecabilidade.

1. Rosheim M. Os robôs perdidos de Leonardo. Heidelberg (Alemanha): Springer; 2006. p. 69.

2. Satava RM. Surgical robotics: the early chronicles: a personal historical perspective. Surg Laparosc Endosc Percutan Tech. 2002;12:6-16.

3. Felger JE, Nifong L. The evolution of and early experience with robot-assisted mitral valve surgery. Surg Laparosc Endosc Percutan Tech. 2002;12:58-63.

4. Kim VB, Chapman WH, Albrecht RJ, et al. Early experience with telemanipulative robot-assisted laparoscopic cholecystectomy using Da Vinci. Surg Laparosc Endosc Percutan Tech. 2002;12:34-40.

5. Kwoh YS, Hou J, Jonckheere EA, et al. Um robô com melhor precisão de posicionamento absoluto para cirurgia cerebral estereotáxica guiada por TC. IEEE Trans Biomed Eng. 1988;35:153-161.

6. Davies B. A review of robotics in surgery. Proc Inst Mech Eng. 2000;214:129-140.

7. Sackier JM, Wang Y. Robotically assisted laparoscopic surgery. Do conceito ao desenvolvimento. Surg Endosc 1994;8(1):63-6.

8. Reichenspurner H, Damiano RJ, Mack M, et al. Utilização do sistema cirúrgico ZEUS, controlado por voz e assistido por computador, para cirurgia endoscópica de revascularização do miocárdio. J Thorac Cardiovasc Surg 1999;118(1):11-6.

9. Nguyen NT, Hinojosa MW, Finley D, et al. Aplicação de robótica em cirurgia geral: experiência inicial. Am Surg 2004;70(10):914-7.

10. Kavanagh KT. Aplicações da robótica dirigida por imagem na cirurgia otorrinolaringológica. Laryngoscope 1994;104(Pt 1):283-93.

11. Lueth TC, Hein A, Albrecht J, Dimitras M, Zachow S, Heissler E, et al. Um sistema de robot cirúrgico para cirurgia maxilofacial. IEEE Int Conf Ind Electr Control Instrum1998:2470-5.

12. Haus BM, Kambham N, Le D, Moll FM, Gourin C, Terris DJ. Surgical robotic applications in otolaryngology (Aplicações robóticas cirúrgicas em otorrinolaringologia). Laryngoscope 2003;113:1139-44.

13. McLeod IK, Melder PC. Excisão assistida por robô Da Vinci de um quisto valvular: relato de um caso. Ear Nose Throat J 2005;84:170-2.

14. Weinstein GS, O'malley Jr BW, Hockstein NG. Transoral robotic surgery: supra-glottic-laryngectomy in a canine model. Laryngoscope 2005;115:1315-9.

15. Hockstein NG, Nolan JP, O'Malley Jr BW, Woo YJ. Robotic micro-laryngeal surgery: a technical feasibility study using the da Vinci surgical robot and an airway mannequin. Laryngoscope 2005;115:780-5.

16. Hockstein NG, Nolan JP, O'Malley Jr BW, Woo YJ. Microcirurgia faríngea e laríngea assistida por robô: resultados de dissecções robóticas em cadáveres. Laryngoscope2005;115:1003–8.

17. O'Malley Jr BW, Weinstein GS, Snyder W, Hockstein NG. Cirurgia robótica transoral (TORS) para neoplasias da base da língua. Laryngoscope2006;116:1465–72.

18. Weinstein GS, O'Malley Jr BW, Snyder W, Hockstein NG. Cirurgia robótica transoral: laringectomia parcial supraglótica. Ann Otol Rhinol Laryngol2007;116:19-23.

19. Faculdade de Medicina da Universidade da Pensilvânia. FDA autoriza cirurgia robótica transoral. ScienceDaily; 6 de janeiro de 2010.

20. Remacle M, Prasad MNV, Lawson G, Plisson L, Bachy V, Van der Vorst S. Cirurgia robótica transoral (TORS) com o sistema Medrobotics FlexTM: primeira aplicação cirúrgica em humanos. Eur Arch Otorhinolaryngol 2015;272:1451-5.

Chapter 3 SISTEMAS ROBÓTICOS: CLASSIFICAÇÃO

<u>**CLASSIFICAÇÃO:**</u>

A.   ROBÔS PASSIVOS
- Puma 560

B.   ROBÔS SEMI-ACTIVOS
- LARS
- Acrobatas
- Neuromato

C.   ROBÔS ACTIVOS

1.   Robôs de suporte de câmara
- AESOP
- Endoassist
2.   Robôs ortopédicos
- Robodoc
- Orthodoc
3.   Robôs de neurocirurgia
- Minerva
- Desbravador
4.   Radiocirurgia
- Cyberknife
5.   Robôs para urologia
- Probot
- RCM
6.   Robôs mestre-escravo
- da Vinci
- Zeus
- ARTEMIS

<u>**ROBÔS PASSIVOS:**</u>

Nos robots passivos, o cirurgião fornece a energia para impulsionar o sistema; por sua vez, o sistema fornece informações sobre o rastreio e a posição relativa do dispositivo com o alvo.[1] Os robôs passivos seguram um dispositivo num local pretendido, através do qual o cirurgião introduz um instrumento numa área inacessível.

O PUMA 560 foi o primeiro robô passivo, utilizado para guiar brocas e agulhas para biopsias intracranianas. Outro dos primeiros robôs cirúrgicos foi um robô Scara (IBM) modificado, utilizado para cortar osso na extremidade proximal do fémur para substituição total da anca. Só encontrou aplicações veterinárias.

No início da laparoscopia, eram utilizados retractores passivos para segurar a câmara e outros instrumentos laparoscópicos. São considerados dispositivos pré-robóticos. Em geral, estes pré-robôs são fixados à calha lateral da mesa e têm articulações e ligações que são ajustadas discretamente; as funções de posicionamento, bloqueio e libertação são facilitadas por travões mecânicos, electromagnéticos ou pneumáticos controlados por pedais de mão ou de pé. São exemplos o Omni Lapo Tract (Omnitract), o Iron Intern (Automated Medical Products), o Surgassistant (Solos Endoscopy), o Trocar Sleeve Stabilizer (Richard Wolfe), os sistemas de retração Bookwalter (Codman), o sistema Robotrac (Aesculap), o First Assistant (Leonard Medical, Inc.) e o suporte laparoscópico Endex (Andronic Medical, Ltd.). Atualmente, são utilizados como adjuvantes dos actuais dispositivos robóticos .[2]

ROBÔS SEMI-ACTIVOS E SINÉRGICOS

Os robôs semi-activos combinam a capacidade de alguma função autónoma com outras acções executadas pelo cirurgião. Os robôs sinérgicos são dispositivos alimentados tanto pelo cirurgião como pelo motor do robô. Proporcionam benefícios duplos: as competências do cirurgião e a precisão geométrica de uma máquina incansável.

LARS (Laparoscopic Assistant Robotic System, Universidade Johns Hopkins e IBM)[3] é um braço robótico com 4 graus de liberdade para posicionar uma câmara de vídeo ou retrair instrumentos e está equipado com sensores que monitorizam a força e o binário. O braço é acionado pelo operador, mas se a força exceder os limiares de segurança programados (por exemplo, resistência dos tecidos), o robô pára o movimento até que o operador corrija a posição. O LARS tem sido utilizado apenas para cirurgia experimental.

O ACROBOT (Active Constraint Robot, Imperial College, Londres) é um robô sinérgico. O ACROBOT foi concebido para cortar osso com a máxima precisão para a substituição do joelho . [2]

O NEUROMATE (Integrated Surgical Systems) é um dispositivo guiado por imagens e assistido por computador para procedimentos estereotáxicos em neurocirurgia.[4] É composto por um braço mecânico, uma estação de computador de planeamento de imagem e um estabilizador de cabeça. No pré-operatório, as imagens de TC, RM ou outras são correlacionadas com as caraterísticas individuais do paciente. Com a utilização de um sistema de coordenadas espaciais, o robô é registado no doente no momento da operação. Durante a operação, o robô move e posiciona os instrumentos de acordo com a programação pré-operatória. O cirurgião pode conduzir manualmente os instrumentos para áreas pré-selecionadas do sistema nervoso central, utilizando o dispositivo de fixação fornecido pelo robô (semanticamente, porque o cirurgião participa ativamente em partes da operação, o NeuroMate também é classificado como um robô semi-ativo).

ROBÔS ACTIVOS

Os robôs cirúrgicos activos são dispositivos motorizados que podem funcionar de forma independente. São os que suscitam maiores preocupações em termos de segurança e foram desenvolvidos para fins específicos.

ROBÔS DE SUPORTE PARA CÂMARAS

Primeiro robô ativo a ser desenvolvido para uso comercial. Estes robôs têm menos preocupações em termos de segurança, uma vez que o telescópio não é uma ferramenta de corte e também podem ser utilizados num modo passivo. O AESOP (Automated Endoscopic System for Optimal Positioning, Computer Motion, Inc.) e o EndoAssist (Armstrong Healthcare, Ltd.)[5] são os famosos sistemas robóticos de suporte de câmara.

O AESOP foi o primeiro robô laparoscópico aprovado pela U.S. Food and Drug Administration. O sistema é composto por um computador de controlo, um sistema de alimentação e um braço eletromecânico. O braço está ligado à mesa de operações e pode ser controlado por pedais, controlos manuais ou um sistema de ativação/reconhecimento de voz. O braço oferece 7 graus de liberdade e centra-se no ponto em que o telescópio entra no doente. Tem sido amplamente utilizado para auxiliar operações urológicas (p. ex., nefrectomia, prostatectomia), ginecológicas (p. ex., histerectomia), gastrointestinais (p. ex., colecistectomia, colectomia, fundoplicatura) e torácicas (p. ex., artéria mamária interna) videoscópicas. A utilização do AESOP reduz significativamente as manchas, o embaciamento, a necessidade de limpeza e os movimentos inadvertidos do telescópio. [6][7][8]

O ENDOASSIST é um outro dispositivo de fixação da câmara. Difere do AESOP no mecanismo de comando. O EndoAssist é um sistema de navegação montado na cabeça que permite que a câmara laparoscópica siga os movimentos da cabeça do cirurgião através do seguimento de um sensor de fita para a cabeça. O robô só está em modo ativo quando um interrutor de pé é premido pelo cirurgião. No modo ativo, qualquer olhar do operador numa direção no monitor de vídeo faz com que a câmara se desloque na mesma direção (esquerda/direita, cima/baixo, zoom in/out) .[2]

ROBÔS ORTOPÉDICOS

Um dos primeiros robôs activos foi concebido para cirurgia ortopédica. As operações ortopédicas são especialmente adequadas para tarefas automatizadas porque o local alvo pode ser estabilizado de forma eficaz. Entre os objectivos da utilização de robôs na cirurgia ortopédica estão a diminuição da frequência de fracturas iatrogénicas, uma perfuração óssea mais precisa, um melhor alinhamento dos fragmentos e das próteses, melhores áreas de contacto, melhor crescimento ósseo e, espera-se, um melhor desempenho a longo prazo.

O ROBODOC (Integrated Surgical Systems) foi desenvolvido para a substituição total primária da anca, substituição total da anca de revisão e substituição total do joelho. A fresagem manual do osso produz uma cavidade rugosa e irregular para a implantação de próteses sem cimento com uma área de contacto de cerca de 23%.

Em contraste, a área de contacto obtida com o Robodoc é ≥98%. O Robodoc é um

braço mecânico controlado por computador com capacidade para 5 graus de

liberdade. A ponta do braço segura um cortador de ossos rotativo. O Robodoc

funciona em coordenação com uma estação de planeamento pré-operatório,

Orthodoc (Integrated Surgical Systems). Trata-se de uma estação de trabalho

computorizada que converte imagens reais de TAC numa reconstrução 3D da

articulação a ser substituída. Através da modelação por computador, o cirurgião

pode escolher a prótese (a partir de uma biblioteca de software) que melhor se

adapta e pode simular a cirurgia virtual. No momento da cirurgia, o doente é

fixado a uma estrutura rígida e a articulação é exposta por meios convencionais. O

Robodoc é então movido para junto do doente e é registado (utilizando imagens

pré-operatórias e marcadores fiduciais) na localização intra-operatória do alvo. O

robô corta e molda o osso para um ajuste preciso da prótese, de acordo com um

plano determinado no pré-operatório. O procedimento é constantemente

monitorizado quanto à sequência de movimentos, à força aplicada e a qualquer

deslocação do osso. O robô pára imediatamente se houver qualquer desvio do

plano pré-operatório .[2]

Estão a ser desenvolvidos outros sistemas robóticos assistidos por computador

para diferentes aplicações ortopédicas; alguns exemplos incluem o **CASPAR**,[9]

CRIGOS,[10] e o **manipulador de Loughborough**.[11]

<u>ROBÔS PARA NEUROCIRURGIA</u>

A estrutura rígida do crânio e a delicadeza do acesso a regiões

específicas da cavidade craniana levaram ao desenvolvimento de robots em neurocirurgia desde o início da década de 1980. Inicialmente, apenas os robôs passivos eram utilizados como estruturas estereotáxicas. Atualmente, foram desenvolvidos dispositivos motorizados, assistidos por computador e guiados por imagem para auxiliar a neuro-navegação ativa e sem moldura.

O MINERVA, desenvolvido na Universidade de Lausanne, é um robô de neurocirurgia motorizado que funciona sob a orientação de um sistema de imagem CT dedicado.[12] Instrumentos especificamente concebidos que podem efetuar toda a operação sem a assistência do cirurgião. [12]

O PATHFINDER (Armstrong-Healthcare, Ltd.) é um robô motorizado, guiado por imagens, utilizado para o posicionamento preciso de instrumentos. O PathFinder é composto por uma estação de trabalho de planeamento e um braço mecânico giratório montado num carrinho com rodas. A estação de trabalho aceita formatos de saída padrão de scanners de TC e RM e permite ao cirurgião visualizar e marcar imagens para planear o caminho para um alvo designado dentro do cérebro; o planeamento pré-operatório também inclui a demarcação de zonas "no-go" para fins de segurança. O registo pré-operatório é efectuado com marcadores de titânio colocados na superfície da cabeça. O braço robótico tem 6 graus de liberdade e uma câmara. O PathFinder utiliza as imagens pré-operatórias e a imagem da câmara para o registo e a navegação intra-operatória. O algoritmo também calcula o erro de ajuste. Outras caraterísticas de segurança incorporadas incluem um mecanismo de interbloqueio (para impedir o movimento do robô quando um instrumento está ativo) e sensores de contacto (para parar o movimento em caso de colisão). O robô move e posiciona o braço e o efetor sob o seu poder de acordo com o plano pré-operatório. O cirurgião pode então prosseguir num modo semi-ativo, inserindo um instrumento manualmente, ou podem ser montados controladores motorizados para permitir que o robô complete o procedimento de forma autónoma. O erro máximo entre a posição especificada e a posição real de um instrumento é de 1 mm .[2]

RADIOCIRURGIA

CYBERKNIFE (Accuray) é um sistema avançado para radiocirurgia estereotáxica.[8] É composto por um braço robótico controlado por computador, um acelerador linear compacto de 6 MV e um sistema de orientação por imagem. O acelerador linear é montado no braço robótico e o braço tem 6 graus de liberdade. A capacidade de manobra do sistema permite a administração não isocêntrica da radioterapia, limitando assim a exposição dos tecidos normais à radiação. O sistema de imagiologia (integrado na sala de tratamento) utiliza a estrutura esquelética do corpo e pequenos marcadores fiduciais implantados como quadro de referência, evitando assim a fixação associada às estruturas estereotáxicas rígidas externas. O sistema de orientação por imagem utiliza exames de TC ou RM pré-operatórios, juntamente com radiografias intra-operatórias e câmaras de vídeo, para registar o alvo e monitorizar quaisquer movimentos do doente; qualquer deslocação do alvo é compensada através do reposicionamento do braço do robô. A CyberKnife pode ser utilizada em qualquer outra parte do corpo.

ROBÔS DE UROLOGIA

A próstata e o rim são órgãos sólidos relativamente fixos que são passíveis de acesso minimamente invasivo. A próstata é facilmente acessível através da uretra. A ressecção transuretral da próstata (TURP) é efectuada através da passagem de um cortador de diatermia sob orientação endoscópica (ressectoscópio). A TURP é um procedimento de remoção manual e repetitivo. As complicações evitáveis da TURP incluem incontinência, danos nos músculos e nervos do esfíncter, hemorragia da cápsula e lesão rectal. Por conseguinte, a TURP é um bom procedimento candidato à automatização para melhorar a precisão.

PROBOT (Mechatronics in Medicine, Imperial College)[6] é um robô motorizado, guiado por imagem e controlado por computador para TURP. Move-se em quatro eixos para efetuar a TURP dentro dos limites do tamanho da próstata exclusivamente. O cirurgião acopla o Probot ao doente e mede o comprimento da próstata sob indicações visuais endoscópicas diretas. A próstata é então visualizada através de um exame de ultra-sons transuretral de corte fino. Numa estação de computador, um software específico utiliza imagens de ultra-sons para criar uma reconstrução 3D da próstata e o cirurgião pode especificar a cavidade a ser cortada. O Probot efectua a TURP cortando cones de tecido numa sequência de anéis concêntricos, começando no colo da bexiga e movendo-se em direção ao verumontanum. A operação é totalmente efectuada pelo Probot sob a supervisão do cirurgião. O cirurgião segue a progressão do procedimento na estação de trabalho e pode ajustar os parâmetros de corte ou parar o robô em qualquer altura. Se houver uma falha no sistema, o cirurgião pode concluir a operação. Outros aperfeiçoamentos podem tornar o Probot numa ferramenta inestimável para a formação em TURP.

O robô **RCM** (Remote Center of Motion, Brady Urological Institute, Johns Hopkins University) foi desenvolvido para acesso percutâneo radiológico para intervenções MIS e aplicação de terapêutica. Inicialmente desenvolvido para o acesso percutâneo ao rim (PAKY), o dispositivo também tem sido referido como o robô PAKY-RCM. O robô RCM é um sistema de três módulos constituído pela unidade RCM, a unidade PAKY e um braço mecânico passivo. Os suportes do braço mecânico na mesa de operações conferem 7 graus de liberdade para posicionamento e acomodam as unidades RCM e PAKY. A unidade RCM tem 2 graus de liberdade para rotação motorizada em dois planos (direcções x e y) em torno do ponto RCM. A unidade PAKY é um acionador de agulha motorizado que segura e insere a agulha de trocarte. O PAKY é radiolucente, tornando-o assim compatível com a imagiologia radiográfica. O perfil baixo e flexível do robô torna-o compatível com os scanners de TAC e os arcos em C nas salas de operações. As unidades RCM e PAKY são activadas em sequência. A unidade RCM é utilizada primeiro para alinhar a agulha sob orientação radiológica. Após a conclusão do alinhamento, a unidade RCM é desactivada e a unidade PAKY é activada para inserir a agulha. O robô RCM consegue inserir uma agulha a uma profundidade precisa com uma deflexão mínima e num tempo mais curto do que o possível com o procedimento manual tradicional. Por conseguinte, a exposição do doente e da equipa cirúrgica à radiação é reduzida. O robô RCM pode ser utilizado em modo manual ou automático .[2]

ROBÔS MESTRE-ESCRAVO

Os robôs mestre-escravo são dispositivos motorizados, controlados por computador, que não executam tarefas autónomas, mas são completamente controlados pelo cirurgião, daí o termo sistema *mestre-escravo* em que o cirurgião é o "mestre" e o robô é o "escravo". O cirurgião mestre está sentado numa consola de controlo e o braço robótico escravo está localizado no campo cirúrgico sobre o doente. São também chamados *telemanipuladores,* o que implica que o mestre e o escravo estão separados um do outro por uma distância, mas comunicam através de cabos de dados. Na consola, o cirurgião observa o campo cirúrgico num ecrã de vídeo e acciona as suas mãos não sobre instrumentos cirúrgicos tradicionais mas sobre transdutores mecânicos (masters ou joysticks). Os movimentos do cirurgião são transmitidos da consola para os braços robóticos, que por sua vez manipulam os instrumentos (agulhas, pinças, tesouras) e o telescópio. A consola do cirurgião também contém comandos para funções especiais (por exemplo, focagem, escalonamento de movimentos) e equipamento acessório (por exemplo, unidades electrocirúrgicas e ultra-sónicas). A separação entre os componentes mestre e escravo pode variar entre alguns metros (p. ex., dentro da mesma sala de operações) e vários quilómetros de distância (p. ex., operação inter-hospitalar). [13] No seu conjunto, estas funções melhoradas por computador aumentam a precisão e a destreza do cirurgião MIS, especialmente quando efectua procedimentos microcirúrgicos.[7]

O sistema cirúrgico robótico **DA VINCI** (Intuitive Surgical) proporciona uma verdadeira visão 3-D do campo cirúrgico, utilizando um sistema de câmara digital de três chips e lente dupla. O sistema de lente dupla é agrupado num grande telescópio. Cada câmara transmite para ecrãs de tubo de raios catódicos (CRT) separados, localizados no interior da consola, e cada ecrã projecta separadamente para um olho individual (ou seja, um sistema binocular). Um sincronizador mantém ambas as câmaras em fase. Na consola do cirurgião, o visor binocular está anatomicamente alinhado com a posição dos mestres (ou seja, as mãos). Esta disposição cria a sensação de estar imerso no campo cirúrgico, muito semelhante à situação numa cirurgia aberta. Tanto os instrumentos como o telescópio são acionados pelos mestres, e o controlo é mudado de um para o outro com a pressão de uma embraiagem. Os braços robóticos do sistema da Vinci são montados no chão e, por conseguinte, o doente não pode ser movido depois de os braços robóticos serem fixados às cânulas. Qualquer reposicionamento do doente requer o desacoplamento do sistema. Inicialmente desenvolvido para cirurgia cardiovascular, é atualmente utilizado para uma grande variedade de operações, incluindo as da região da cabeça e do pescoço.

Os modelos actuais que têm aprovação da FDA para utilização em otorrinolaringologia são os modelos Standard, S e Si. Os sistemas S e Si substituíram maioritariamente o sistema Standard, que foi o primeiro modelo disponível. O modelo S foi introduzido em 2006 e é superior ao modelo Standard anterior, na medida em que proporciona uma resolução de imagem melhorada, manipuladores do lado do doente redesenhados e um tempo de configuração mais curto. O modelo Si entrou no mercado em 2009 e melhorou ainda mais a resolução visual, redefiniu os controladores de instrumentos, aumentou a ergonomia e, em geral, era mais fácil de utilizar. Uma das principais vantagens do sistema Si é a disponibilidade de um sistema de consola dupla que permite a colaboração simultânea de dois cirurgiões num caso. A consola dupla também melhora a formação de novos cirurgiões robóticos, uma vez que o supervisor pode fornecer feedback e assistência em tempo real e podem trabalhar em conjunto como uma equipa. O modelo Si é compatível com o sistema de imagem de fluorescência Firefly da Intuitive Surgical. Esta tecnologia utiliza imagens fluorescentes integradas para fornecer ao cirurgião informações visuais adicionais, permitindo uma melhor visualização dos pontos de referência anatómicos e da perfusão dos tecidos através da tecnologia de infravermelhos próximos.

O modelo mais recente disponível é o sistema Xi; no entanto, este ainda não tem aprovação da FDA para utilização em cirurgia de cabeça e pescoço. A vantagem do sistema Xi em relação aos outros modelos disponíveis é que tem uma arquitetura de instrumentos suspensos com braços mais pequenos e mais finos. As articulações destes braços foram concebidas para facilitar o acesso anatómico a partir de praticamente qualquer posição à volta do doente. Isto é particularmente benéfico na cirurgia da cabeça e do pescoço, uma vez que permite o acesso de quatro braços, em vez de três, ao local da cirurgia, melhorando assim a capacidade do cirurgião para manipular e retrair o tecido durante a cirurgia através de um único local de acesso.

Tal como referido anteriormente, todos os sistemas robóticos da Vinci, independentemente do modelo, incluem os mesmos componentes básicos essenciais:

- A consola do cirurgião: Depois de o robô ter sido devidamente acoplado, o resto da cirurgia será realizado com o cirurgião sentado na consola do cirurgião. A consola do cirurgião está normalmente situada num local remoto da sala, a vários metros de distância do doente na mesa de operações. O visualizador fornece ao cirurgião uma imagem ampliada e tridimensional (3D) do campo cirúrgico. Enquanto está sentado na consola, o cirurgião manipula os controlos principais que estão localizados por baixo do ecrã 3D. A consola pode ser personalizada de acordo com as definições de cada cirurgião para permitir que este trabalhe na posição mais ergonomicamente confortável possível. Os controlos dos instrumentos permitem que o cirurgião se desloque dentro de uma área de um pé cúbico de espaço de trabalho.

<u>- Carrinho do lado do paciente</u>: Este componente do sistema contém os braços robóticos e está posicionado ao lado da cama cirúrgica. É composto por dois ou três braços de instrumentos e um braço de câmara endoscópica (embora no modelo Xi estes sejam intercambiáveis).

<u>- Sistema de visão</u>: O sistema de visão permite que o assistente cirúrgico e o bloco operatório tenham uma representação bidimensional do campo cirúrgico, tal como é visto pelo cirurgião. No modelo S, isto é feito através de um monitor secundário ligado ao robô, enquanto que no modelo Si, existe uma torre de controlo/carrinho de visão separado.

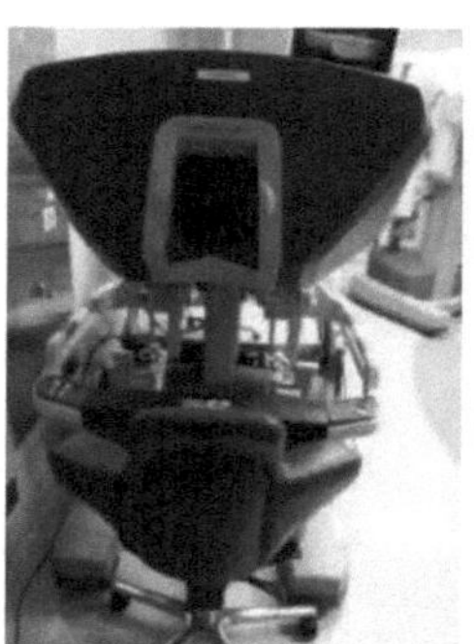

Fig 3.1 The da Vinci surgeon console.

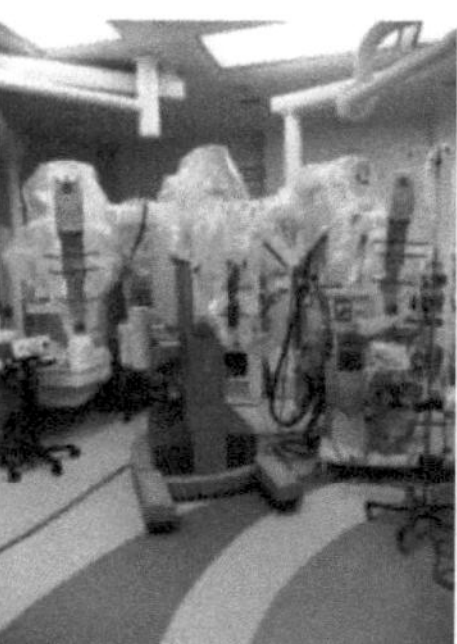

Fig 3.2 The da Vinci patient-side cart.

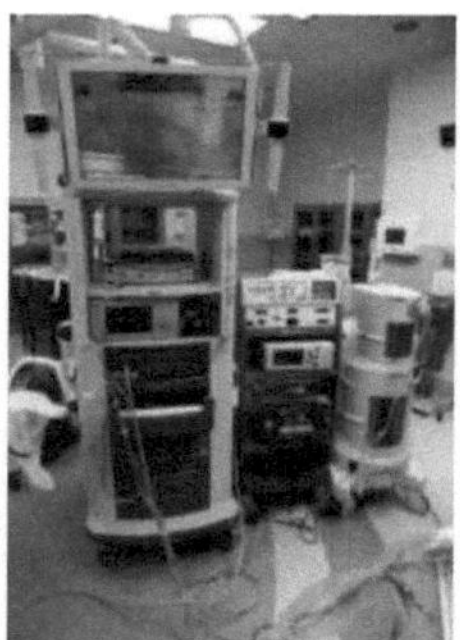

Fig 3.3 The da Vinci vision system.

O sistema cirúrgico robótico **ZEUS** (Computer Motion) produz vistas tridimensionais do campo através da fusão de imagens de vídeo direita e esquerda (das câmaras direita e esquerda) num único monitor de vídeo equipado com uma matriz ativa e filtros polarizadores. A transmissão alterna entre quadros direitos e esquerdos que se sincronizam com os filtros de polarização no sentido horário ou anti-horário, respetivamente. O cirurgião usa óculos equipados com diferentes filtros polarizadores, um no sentido horário para o olho direito e outro no sentido anti-horário para o olho esquerdo. Esta disposição faz com que o olho direito veja apenas os fotogramas de vídeo da direita e o olho esquerdo veja apenas os fotogramas de vídeo da esquerda. O telescópio é acionado por um sistema de ativação por voz. Os braços robóticos são montados na mesa de operações, pelo que é possível mudar a posição do doente sem desencaixar o robô.

O ARTEMIS (Advanced Robotics and Telemanipulator System for Minimally Invasive Surgery, Centro de Investigação de Karlsruhe) consiste em duas unidades mestre-escravo para a manipulação de instrumentos cirúrgicos e um sistema de orientação para um endoscópio 3D. O ARTEMIS é ainda um projeto em desenvolvimento para MIS abdominal e torácica.

1. Davies B: Uma revisão da robótica em cirurgia. *Proc Inst Mech Eng* 2000; 214:129-140.

2. Townsend C M. Sabiston textbook of surgery: A base biológica da prática cirúrgica moderna. 18th ed. Estados Unidos: Saunders, An imprint of Elsevier;2007.

3. Poulose BK, Kutka MF, Mendoza-Sagaon M, et al: Retração humana versus retração robótica de órgãos durante a fundoplicatura de Nissen laparoscópica. *Surg Endosc* 1999; 13:461-465.

4. Li QH, Zamorano L, Pandya A, et al: A exatidão da aplicação do robô NeuroMate - uma comparação quantitativa com sistemas de localização cirúrgica sem moldura e com moldura. *Comput Aided Surg* 2002; 7:90-98.

5. Yavuz Y, Ystgaard B, Skogvoll E, et al: Um estudo experimental comparativo que avalia o desempenho dos robots cirúrgicos AESOP e EndoAssist. *Surg Laparosc Endosc Percutan Tech* 2000; 10:163-167.

6. Adler Jr JR, Chang SD, Murphy MJ, et al: A Cyberknife: Um sistema robótico sem moldura para radiocirurgia. *Stereotact Funct Neurosurg* 1997; 69:124-128.

7. Arambula Cosio F, Davies BL: Automated prostate recognition: A key process for clinically effective robotic prostatectomy. *Med Biol Eng Comput* 1999; 37:236-243.

8. Hashizume M, Konishi K, Tsutsumi N, et al: A new era of robotic surgery assisted by a computer-enhanced surgical system. *Surgery* 2002; 131:S330-S333.

9. Siebert W, Mai S, Kober R, et al: Técnica e primeiros resultados clínicos da substituição total do joelho assistida por robot. *Knee* 2002; 9:173-180.

10. Brandt G, Zimolong A, Carrat L, et al: CRIGOS: Um robô compacto para cirurgia ortopédica guiada por imagens. *IEEE Trans Inf Technol Biomed* 1999; 3:252-260.

11. Bouazza-Marouf K, Browbank I, Hewit JR: Fixação interna assistida por robô das fracturas do fémur. *Proc Inst Mech Eng [H]* 1995; 209:51-58.

12. Glauser D, Fankhauser H, Epitaux M, et al: Robô neurocirúrgico Minerva: First results and current developments. *J Image Guid Surg* 1995; 1:266-272.

13. Marescaux J, Leroy J, Gagner M, et al: Transatlantic robot-assisted telesurgery. *Nature* 2001; 413:379-380.

Chapter 4 PREPARAÇÃO DA SALA DE CIRURGIA E INSTRUMENTOS PARA CIRURGIA ROBÓTICA TRANSORAL

A viabilidade da cirurgia robótica transoral (TORS) num modelo de cadáver foi demonstrada pela primeira vez por Hockstein et al em 2005, na Universidade da Pensilvânia.[1] Este estudo ajudou a ultrapassar as dificuldades técnicas que tinham sido demonstradas por McLeod et al no seu estudo inicial em animais vivos.[2] A introdução de um ângulo ideal entre o robô e o doente de 30 a 45 graus permitiu uma maior liberdade de movimento com uma restrição mínima de movimento dos braços robóticos.[3] Além disso, a utilização de um retractor bucal em vez de um laringoscópio tradicional permitiu um maior acesso simultâneo à cavidade oral com os três braços robóticos. Desde este estudo inicial, a aplicação do robô à cirurgia da cabeça e do pescoço expandiu-se rapidamente e o posicionamento e a configuração cirúrgica foram aperfeiçoados.[4],[5],[6],[7],[8],[9],[10],[11],[12]

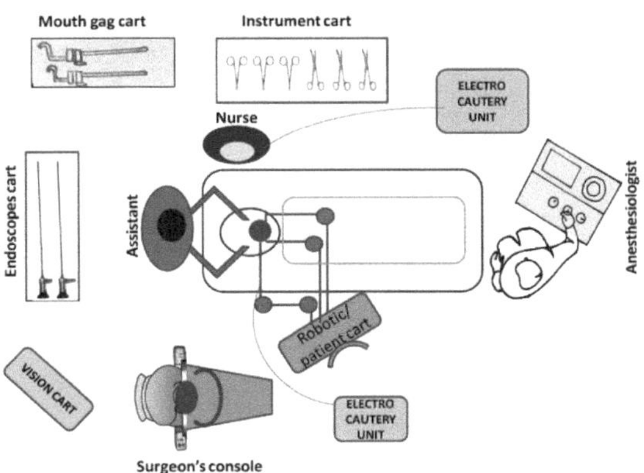

Fig 4.1 Configuração da sala de cirurgia para cirurgia robótica transoral.

A Equipa Robótica

O cirurgião principal

O cirurgião principal estará sentado na consola robótica. Esta encontra-se normalmente perto da mesa da sala de operações. A consola proporciona uma visão 3D do campo cirúrgico e permite a manipulação dos braços robóticos utilizados e da câmara.

O assistente cirúrgico

O papel do assistente cirúrgico consiste em ajudar o cirurgião principal a retrair os tecidos, a criar um ambiente de trabalho sem fumo e a aspirar o sangue para facilitar a visualização. O assistente está normalmente sentado à cabeceira do doente. Se necessário, o assistente também poderá ajudar a ajustar os braços robóticos e a câmara para evitar colisões, para além de ajudar na hemostase com diatermia por sucção ou através da aplicação de clipes de vasos. Existe um sistema integrado de microfone e altifalante incorporado no sistema robótico que facilita a comunicação entre o cirurgião principal e o assistente cirúrgico.

O técnico de cirurgia

O técnico de cirurgia está localizado à cabeceira do doente, com acesso imediato a todos os instrumentos e equipamentos. A sua função principal é passar os instrumentos ao assistente cirúrgico e ajudar na preparação do campo cirúrgico, mas também pode desempenhar funções semelhantes às do assistente cirúrgico, se necessário. Devem estar familiarizados com a configuração do TORS para ajudar a diminuir o tempo de preparação e de operação.

Configuração da sala de operações

A sala de operações (BO) está preparada para permitir uma utilização eficiente do espaço, maximizando o acesso ao doente por parte da equipa anestésica e cirúrgica (**Fig. 4.1, 4.2**). A mesa de operações é o epicentro da sala, com o assistente cirúrgico localizado à cabeça e a equipa anestésica ao pé. Mais importante ainda, a mesa de operações tem de estar localizada de forma a que o carrinho do lado do doente possa ser posicionado num ângulo de aproximadamente 30 graus, o que maximiza a amplitude de implantação dos braços robóticos nos modelos Standard, S e Si (**Fig. 4.3**). A consola do cirurgião está localizada perto do assistente cirúrgico para facilitar a comunicação. A enfermeira de lavagem fica num dos lados da mesa de operações e pode prestar assistência adicional com sucção ou retração, conforme necessário. O sistema de visão está localizado de forma a que tanto o assistente cirúrgico como o enfermeiro possam ver o sistema de forma ergonómica. Os instrumentos robóticos e os instrumentos gerais estão localizados numa mesa de bloco operatório retangular coberta (**Fig. 4.4**).

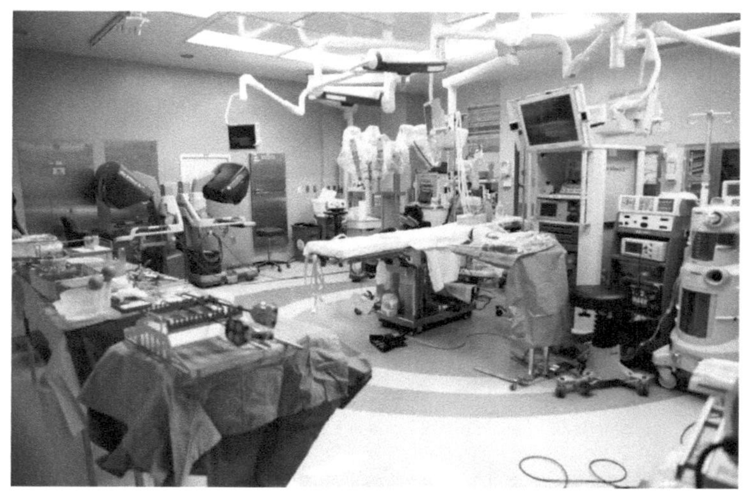

Fig 4.2 Configuração da sala de operações para cirurgia robótica.

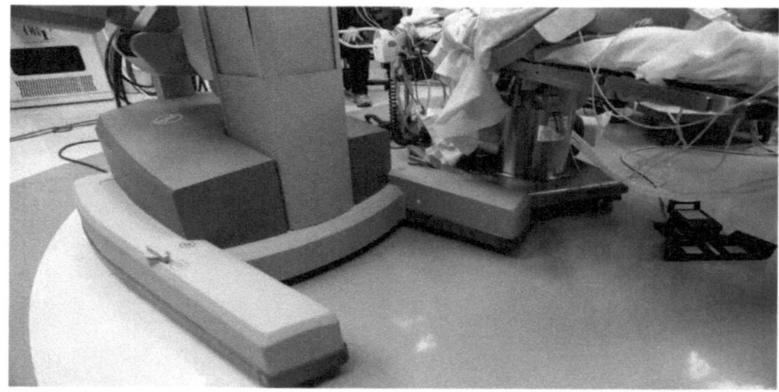

Fig 4.3 Ângulo do carrinho do lado do doente em relação à mesa de operações.

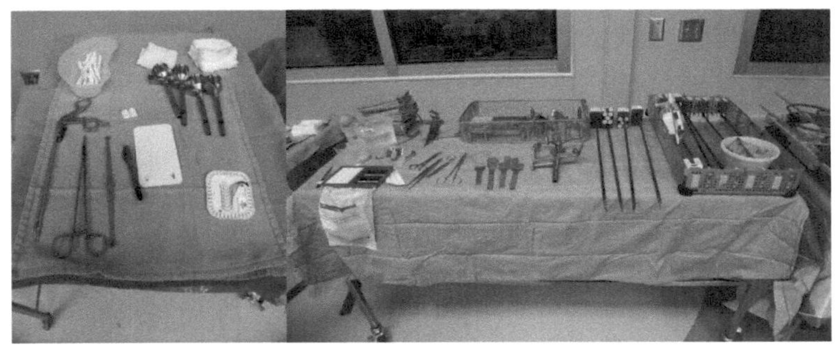

Fig 4.4 Disposição das mesas de instrumentação.

Instrumentação

Instrumentação geral

A instrumentação geral necessária para efetuar a cirurgia robótica transoral é mínima. É necessária uma lanterna de cabeça para a colocação inicial da mordaça bucal. No início do procedimento, é utilizada uma agulha, uma pinça e uma tesoura para colocar uma sutura não absorvível na língua, para ajudar na retração da língua e na colocação da mordaça. Vários dispositivos de sucção, incluindo uma ventosa Yankauer e um dispositivo de sucção com cautério, são úteis para evacuar o fumo, retrair os tecidos e fazer hemostase, conforme necessário. Um retractor Heard é útil para a retração de tecidos e pode ser necessário um aplicador de clipes para vasos (**Fig. 4.5**) para hemostase. Dependendo da preferência do hospital e do cirurgião, vários auxiliares hemostáticos, como o Tisseel ou o FloSeal (Baxter Healthcare Corp.), devem estar disponíveis na sala de operações para ajudar na hemostase no final do caso.

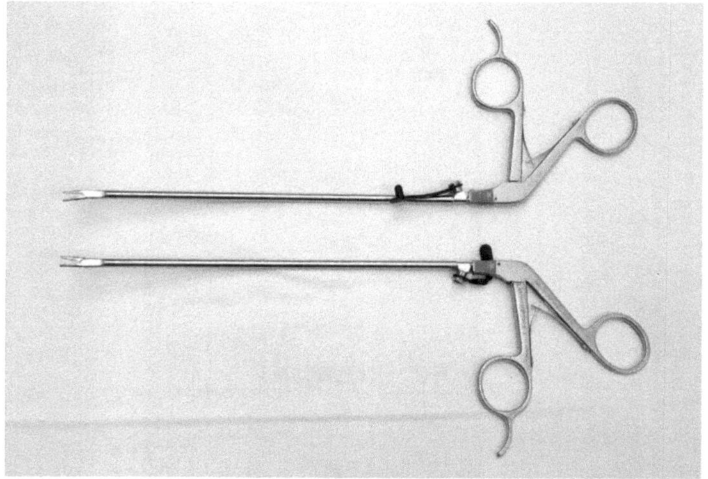

Fig 4.5 Aplicador de clipes endoscópicos.

Mordaças de boca

Um número crescente de mordaças está disponível para uso durante a TORS. As duas mordaças mais utilizadas são a mordaça de Davis-Meyer e o retractor de Feyh-Kastenbauer-Weinstein-O'Malley

(**Fig. 4.6**). Ambos os sistemas incluem várias lâminas de língua de diferentes comprimentos e formas que permitem o acesso para efetuar uma série de cirurgias. A sua utilização é determinada pela preferência do cirurgião e pelo local da cirurgia. Os sistemas mais recentes disponíveis no mercado incluem o LARS (FENTEXmedical) (**Fig. 4.7**) e o retractor FLEX (Medrobotics Corp.) (**Fig. 4.8**). Um retractor da Marina Medical Inc. de Sunrise, Florida, também estará brevemente disponível no mercado (**Fig. 4.9**). Após a colocação da mordaça, esta é fixada diretamente ao lado da cama de operação (preferencialmente) ou suspensa num suporte colocado sobre o peito do doente (**Fig. 4.10**).

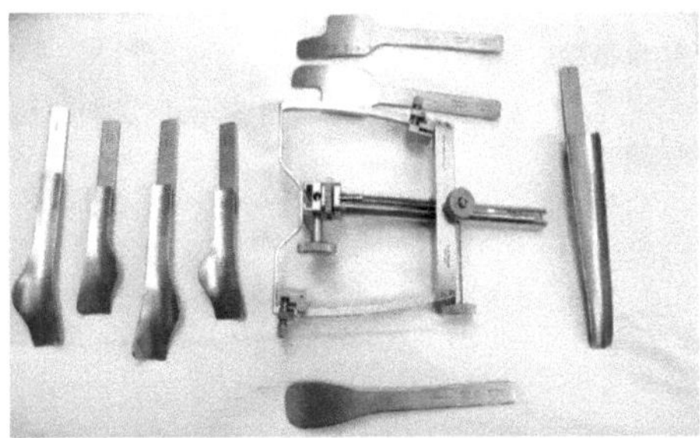

Fig 4.6 Retractor bucal FK-WO.

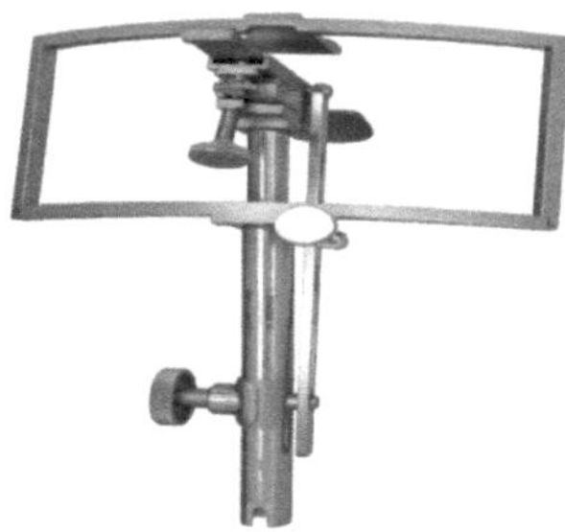

Fig 4.7 Retractor bucal LARS. (Cortesia da Grace Medical Inc., Memphis, Tennessee).

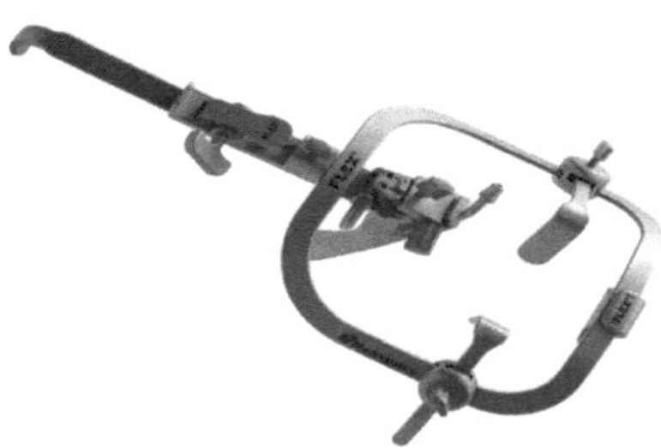

Fig 4.8 Retractor FLEX.
(Cortesia da Medrobotics Corp., Raynham, Massachusetts).

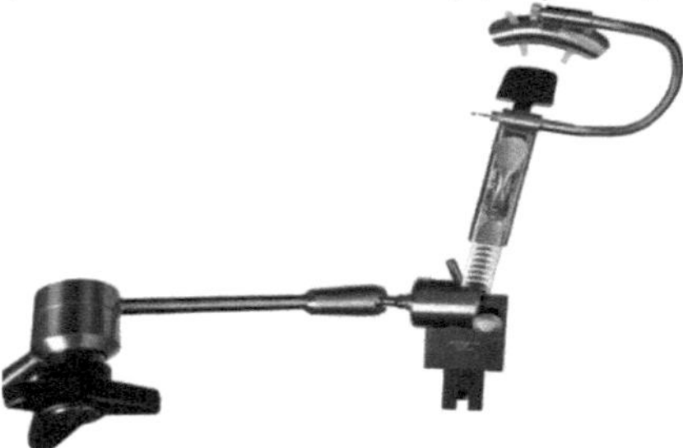

Fig 4.9 Retractor bucal Marina Medical. (Cortesia da Marina Medical Inc., Sunrise, Florida).

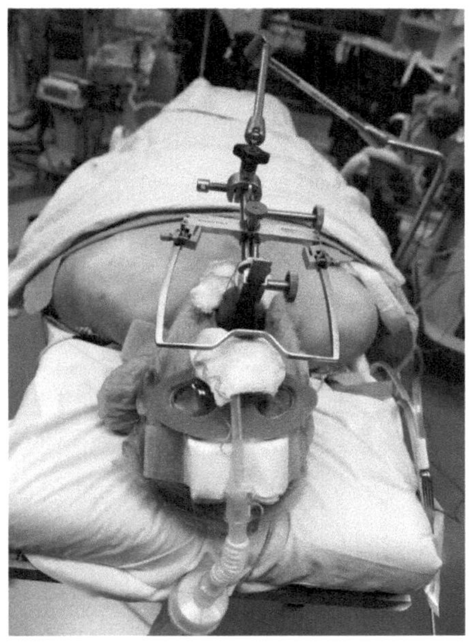

Fig 4.10 Retractor em suspensão utilizando o suporte de cabeceira.

Instrumentação robótica

Os instrumentos robóticos da Vinci necessários incluem a câmara de alta definição e os instrumentos EndoWrist. A câmara binocular permite uma ampliação de até 103, o que resulta numa imagem 3D de alta definição. Para a TORS, é utilizado um endoscópio de 12 mm. Está disponível um videoscópio de 8 mm, mas não traz qualquer benefício adicional ao procedimento. Devem estar disponíveis para utilização ambos os endoscópios de 0 e 30 graus. Para a amigdalectomia radical, é utilizado um endoscópio de 0 grau, enquanto que para a base da língua, supraglote ou trabalho hipofaríngeo, é necessário um endoscópio de 30 graus. O endoscópio de 30 graus é utilizado numa orientação inclinada para cima, que é ditada pelas estruturas anatómicas de interesse. Para TORS, são normalmente utilizados dois braços de instrumentos EndoWrist articulados de 5 mm, um dispositivo de energia e um instrumento de preensão. Estes braços de instrumentos proporcionam 180 graus de articulação e 540 graus de rotação, ao mesmo tempo que proporcionam filtragem de tremores e escala de amplitude, permitindo a manipulação bimanual de tecidos em vários planos. Normalmente, uma pinça é colocada num braço e um dispositivo de energia é colocado no outro braço. O cautério monopolar com ponta de espátula (**Fig. 4.11**) é o dispositivo de energia mais frequentemente utilizado. Dependendo da preferência do cirurgião, o cautério monopolar pode ser substituído por uma fibra laser flexível compatível. A Intuitive Surgical, Inc. já não fabrica um instrumento que acomode um laser flexível, mas as fibras laser pós-venda são produzidas por empresas com a utilização prevista para TORS. Estas incluem o sistema de fibra laser de dióxido de carbono OmniGuide (OmniGuide Inc.),[13] thulium: YAG,[14] e o laser cirúrgico RevoLix 2 micron Holmium (Lisa Laser USA). A energia harmónica e o cautério bipolar não estão disponíveis em instrumentos de 5 mm. Além disso, a energia harmónica não está disponível como instrumento de pulso. Estão disponíveis alguns dispositivos de preensão para utilização. Cada um difere na forma e na agressividade da tração (**Fig. 4.12**). Embora a preferência pelo dispositivo dependa do cirurgião, o dispositivo de preensão mais utilizado é a pinça Maryland de 5 mm. A semelhança da pinça Maryland com uma pinça hemostática permite uma excelente tração, bem como a capacidade de dissecção.

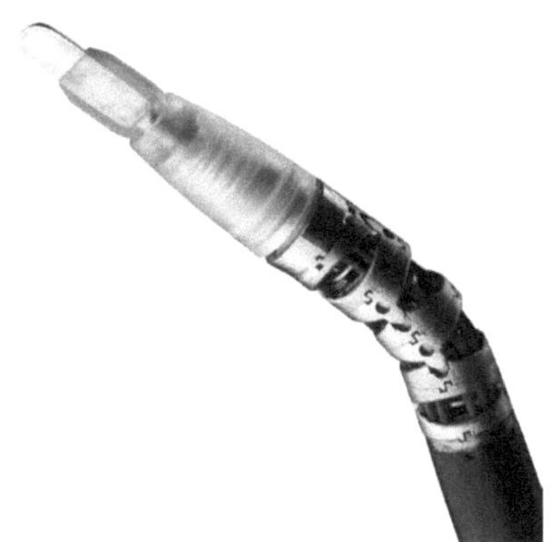

Fig 4.11 O instrumento EndoWrist de cauterização monopolar de 5 mm. (Cortesia da Intuitive Surgical, Inc., Sunnyvale, Califórnia).

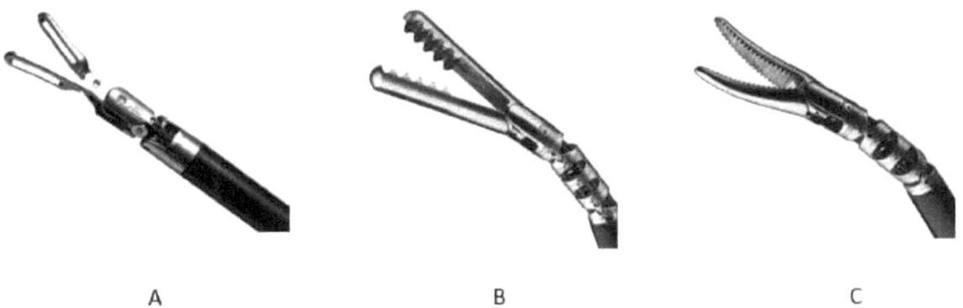

A   B   C

Fig 4.12 (A) The 8-mm ProGrasp forceps. **(B)** 5-mm Schertel grasper EndoWrist instrument. **(C)** 5-mm Maryland dissector EndoWrist instrument. (Courtesy of Intuitive Surgical, Inc., Sunnyvale, California.)

Configuração operativa

Posição do doente

A posição da mesa de operações deve ser considerada antes da colocação do doente. A base da mesa de operações deve ser posicionada de forma a não interferir com a colocação do carrinho do lado do doente. O doente é posicionado em decúbito dorsal e entubado com um tubo nasotraqueal, de preferência através da narina oposta ao tumor. A mesa de operações é então rodada de modo a que a cabeça do doente fique a 180 graus do carrinho de anestesia.[15]

Colocação da mordaça de boca e acoplamento do robô

Sob visualização direta, é colocado um ponto não absorvível (normalmente 2.0 de seda) na porção anterior da língua para ajudar na retração e posicionamento da língua. Em seguida, é colocada uma gaze sobre os dentes superiores e inferiores para minimizar a lesão dos tecidos moles e o traumatismo dentário durante a colocação da mordaça. A mordaça é então inserida e posicionada de modo a proporcionar uma exposição adequada do tumor primário, utilizando uma lanterna de cabeça cirúrgica para visualização. Nesta altura, a mesa cirúrgica é baixada para a posição mais baixa possível. O carrinho robótico do lado do doente é então deslocado para a cabeceira da cama em direção à cabeça do doente, de modo a que a base do robô fique num ângulo de aproximadamente 15 a 30 graus com a base da mesa cirúrgica. A base robótica pode estar do lado esquerdo ou direito do paciente, dependendo da configuração da sala. Esta ligeira inclinação ajuda na colocação dos instrumentos robóticos intra-oralmente e ajuda a minimizar as colisões durante o caso.

Os três braços robóticos são apontados para a boca do doente e posicionados num formato triangular. A câmara é colocada no braço central e o instrumento de preensão e o instrumento de corte são colocados nos braços laterais. O instrumento de preensão deve ser colocado no lado contralateral do tumor. Os instrumentos são introduzidos na boca do doente de modo a que o ápice dos instrumentos se encontre com a área que rodeia o tumor (**Fig. 4.13**). Deve ter-se o cuidado de assegurar que os instrumentos não se chocam, que o seu movimento não é impedido por estruturas intra-orais e que se movem com segurança dentro da cavidade oral do doente. A operação é então realizada pelo cirurgião a partir da consola do cirurgião. Após a operação, o carrinho robótico do lado do paciente é retirado do campo. Nesta altura, pode ser colocada uma sonda de alimentação nasogástrica e a mordaça é retirada do doente. Por fim, o doente é extubado de acordo com o protocolo de anestesia.

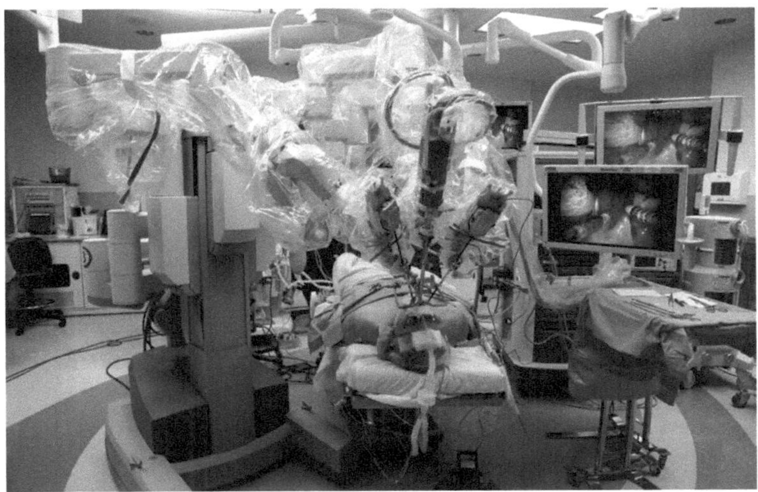

Fig 4.13 O robô da Vinci Si acoplado.

1. Hockstein NG, Nolan M, O'Malley BW. Cirurgia micro-laríngea robótica: um estudo de viabilidade técnica utilizando o robô cirúrgico da Vinci e um manequim de vias aéreas. Laryngoscope 2005; 115:780-785

2. McLeod IK, Mair EA, Melder PC. Potential applications of the Da Vinci minimally invasive surgical robotic system in otolaryngology. Ear Nose Throat J 2005;84:483-487

3. Weinstein G, Abuzeid W, Khan K, et al. Posicionamento e configuração do paciente utilizando o Sistema Robótico da Vinci. In: Weinstein GS, O'Malley BW, eds. Cirurgia Robótica Transoral (TORS). San Diego: Plural Publishing Inc; 2012:25

4. Genden E. The role for surgical management of HPV-related oropharyngeal carcinoma (O papel do tratamento cirúrgico do carcinoma orofaríngeo relacionado com o HPV). Head Neck Pathol 2012;6:S98-S103

5. Dowthwaite SA, Franklin JH, Plama DA, et al. O papel da cirurgia robótica transoral na gestão do carcinoma orofaríngeo: uma revisão da literatura. ISRN Oncol 2012;2012:945162

6. Moore EJ, Hinni ML. Revisão crítica: microcirurgia transoral a laser e cirurgia assistida por robótica para o cancro da orofaringe, incluindo o cancro relacionado com o papilomavírus humano. Int J Radiation Oncol Biol Phys 2013;85(5):1163-1167

7. Boudreaux BA, Rosenthal EL, Magnuson JS, et al. Cirurgia assistida por robô para neoplasias do trato aerodigestivo superior. Arch Otolaryngol Head Neck Surg 2009;135(4):397-401

8. Weinstein FS, O'Malley BW, Snyder W, et al. Transoral robotic surgery: radical tonsillectomy. Arch Otolaryngol Head Neck Surg 2007;133(12):1220-1226

9. Li RJ, Richmon JD. Cirurgia endoscópica transoral: novas técnicas cirúrgicas para o cancro da orofaringe. Otolaryngol Clin North Am 2012:45:823-844

10. Moore EJ, Henstrom DK, Olsen KD, et al. Transoral resection of tonsillar squamous cell carcinoma. Laryngoscope 2009;119: 508-515

11. O'Malley BW, Weinstein GS, Snyder W, et al. Transoral robotic surgery (TORS) for base of tongue neoplasms. Laryngoscope 2006;116:1465–1472

12. Weinstein GS, O'Malley BW, Magnuson JS, et al. Cirurgia robótica transoral: um estudo multicêntrico para avaliar a viabilidade, segurança e margens cirúrgicas. Laryngoscope 2012;122:1701–1707

13. Desai SC, Sung CH, Jang DW, et al. Cirurgia robótica transoral utilizando um laser flexível de dióxido de carbono para tumores do trato aerodigestivo superior. Laryngoscope 2008;118:2187–2189

14. Van Abel KM, Morrer EJ, Carlson ML, et al. Transoral robotic surgery using the thulium: YAG laser. Arch Otolaryngol Head Neck Surg 2012;138(2):158-166

15. Crawford JA, Montevecchi F, Vicini C, et al. Cirurgia robótica transoral do sono: a síndrome da apneia-hipopneia obstrutiva do sono. Otolaryngol Clin North Am 2014;47:397-406

Chapter 5 APLICAÇÃO ROBÓTICA EM CIRURGIAS ORAIS E MAXILOFACIAIS/CABEÇA E PESCOÇO

Existem poucos artigos disponíveis sobre o uso da cirurgia robótica na região maxilofacial, sendo que o uso da TORS foi relatado principalmente em pacientes com doença oncológica. Até à data, a sua utilização no tratamento de doenças não oncológicas tem-se centrado sobretudo na apneia obstrutiva do sono. No que diz respeito à aplicação da cirurgia robótica na região oral e maxilofacial, esta promete um grande potencial em termos de exatidão cirúrgica, precisão e viabilidade clínica. As caraterísticas de estudos e séries de casos recentes de TORS, bem como a utilização de TORS em locais específicos, são aqui apresentadas. As seguintes aplicações da OMFS podem ser apontadas para a OMFS futurista: *1)* cirurgia ortognática; *2)* osteogénese de distração; *3)* osteotomias interdentárias; *4)* colocação de implantes; *5)* cirurgia da faringe, maxilar posterior e fossa infratemporal; *6)* cirurgia do seio maxilar; *7)* reparação de fracturas do pavimento orbital (endoscópica); *8)* cirurgia microvascular e microneural; *9)* cirurgia do côndilo/ramo (endoscópica); *10)* cirurgia de trauma à distância; e *11)* credenciação cirúrgica e ensino.[1]

Secção 1: Utilização de TORS em oncologia oral e maxilofacial

Candidatura transoral:

Antes mesmo de se pensar em como usar o robô da Vinci para TORS, a questão de para quem este procedimento deve ser usado deve ser claramente entendida. Três categorias devem ser consideradas ao avaliar a candidatura transoral: restrições anatómicas, comorbilidades do doente e caraterísticas do tumor.[2] Uma vez que a cirurgia transoral utiliza a cavidade oral como buraco da fechadura para a orofaringe, é imperativo compreender como a anatomia pode prejudicar o acesso adequado ao local da cirurgia. Embora a experiência possa ajudar o cirurgião a identificar corretamente as restrições anatómicas no pré-operatório, é frequentemente necessário realizar um exame sob anestesia antes de se poder apreciar verdadeiramente a adequação do acesso transoral.

As restrições anatómicas específicas que podem limitar a TORS incluem:

1]. Largura mandibular (pode utilizar lâminas de língua para medir): deve ser suficientemente larga para acomodar o retractor utilizado pelo cirurgião. Se for demasiado estreita, uma vez colocado o retractor, a língua não tem espaço para se mover lateralmente e, em vez disso, é forçada posteriormente em direção à valécula, podendo obstruir a visão da lesão por parte do cirurgião.

2]. Trismo: abertura da boca, 1,5 cm; pode também utilizar-se a pontuação de Mallampati para avaliar a abertura da boca. O trismo devido à dor pode ser ultrapassado com anestesia geral. No entanto, o trismo devido à invasão tumoral, fibrose ou cicatrizes de intervenções anteriores não melhora e pode limitar o acesso transoral.

3]. Retrognatismo: uma mandíbula posicionada posteriormente pode dificultar as suspensões e a exposição.

4]. A coluna cervical em flexibilidade: pode impedir a extensão adequada e o posicionamento correto.

As operações transorais que envolvem a orofaringe podem resultar num desconforto significativo para o doente. Existe o risco de hemorragia devastadora, dificuldade em engolir, dificuldade na gestão das secreções e na proteção das vias respiratórias, e o potencial para problemas de cicatrização de feridas se houver qualquer comunicação entre a garganta e o pescoço.

Por conseguinte, é fundamental avaliar as comorbilidades dos doentes que aumentam estes riscos, resultando numa fraca candidatura à TORS. Estas incluem, mas não estão limitadas a:

1. Supressão imunitária (isto conduzirá a uma di culdade na cicatrização de feridas por segunda intenção)

2. Aumento da idade

3. Coagulopatias

4. Saúde cardiovascular e respiratória

5. Reserva pulmonar

6. Tumor orofaríngeo recorrente

7. Doença microvascular (por exemplo, diabetes mal controlada, aterosclerose)

Por fim, o cirurgião tem de considerar o objetivo principal da operação, que é remover completamente o tumor, deixando margens negativas. Por conseguinte, independentemente da candidatura anatómica e de comorbilidades, se o próprio tumor não puder ser exposto, manipulado e ressecado com margens negativas, ou se tal resultar numa morbilidade significativa, devem ser consideradas abordagens abertas.

O tumor ideal para a ressecção transoral é facilmente acessível, móvel e exofítico. Curiosamente, o tamanho do tumor é menos importante do que estes factores críticos.[2] Os pacientes com as seguintes caraterísticas tumorais devem, portanto, ser considerados maus candidatos para a TORS:

1. Fixação do tumor à parede lateral ou posterior da faringe, indicando invasão do espaço profundo do pescoço no espaço parafaríngeo.

2. Envolvimento ou associação estreita com a artéria carótida, a veia jugular interna ou a fáscia pré-vertebral, comprovado por imagiologia ou exame físico.

3. Invasão da base do crânio, invasão mandibular ou invasão da musculatura pterigoide, indicada por trismo clinicamente significativo.

4. Extensão distal para a hipofaringe.[2]

Considerações sobre a anestesia:

Uma vez que o paciente e o cirurgião decidem prosseguir com a TORS, o primeiro passo é sempre o manejo da via aérea. A localização anatómica destes tumores tem um impacto direto no acesso do anestesista à intubação orotraqueal ou nasotraqueal e pode resultar numa via aérea difícil. Por conseguinte, a comunicação entre as equipas cirúrgica e de anestesia deve ser exaustiva e incluir uma discussão sobre a escolha da técnica de intubação, que deve ser adaptada à anatomia específica do doente, às caraterísticas do tumor e ao procedimento planeado. Também é muito importante que o cirurgião comunique claramente ao anestesista não apenas o plano de via aérea preferido, mas também um plano de reserva.[3]

As abordagens gerais para assegurar a via aérea incluem a intubação sob anestesia geral ou a intubação com o paciente acordado ou sedado. Utilizando qualquer uma destas abordagens, a intubação traqueal pode ser efectuada por via transoral, transnasal ou transcervical. A via transoral pode ser auxiliada pela utilização de laringoscópios tradicionais ou do Glide Scope (Verathon). A intubação com fibra ótica é útil tanto para a via transoral como para a via transnasal. A abordagem transnasal pode ser útil na ressecção de tumores orofaríngeos, deslocando o tubo endotraqueal (ETT) para fora da cavidade oral. Mesmo assim, ele passará pela faringe posterior e, portanto, nunca estará totalmente fora do campo operatório. Além disso, a colocação de ETTs blindados ou à prova de laser é frequentemente mais difícil por via transnasal. Para contornar a orofaringe, o cirurgião pode considerar uma traqueostomia. Esta abordagem deve ser tida em conta para os doentes com dificuldades agudas nas vias aéreas devido a obstrução das vias aéreas superiores, para os doentes com tumores grandes, volumosos e friáveis e para os doentes que acabarão por necessitar de uma traqueostomia com base no procedimento operatório planeado.[4] A decisão sobre o ETT adequado a utilizar durante um caso é outra consideração importante. Deve ter-se em conta a posição do tubo, o risco de dobragem ou compressão e o risco de rejeição das vias aéreas. Na TORS, é normalmente utilizado um ETT reforçado com arame[3] ou um ETT seguro para laser7 . Uma vez colocado o ETT, este pode ser fixado com fita adesiva ao lado contralateral da boca ou suturado à prega nasolabial e à mucosa bucal.[3] Antes de usar o cautério ou o laser, é importante comunicar ao anestesista que a FiO2 deve estar abaixo de 30% para evitar um incêndio nas vias aéreas. Durante todo o procedimento transoral, a paralisia deve ser usada para maximizar o acesso cirúrgico. Antibióticos profiláticos com cobertura de organismos orofaríngeos devem ser administrados antes do início do caso.

Equipamento cirúrgico:

Antes de os braços robóticos serem introduzidos na cavidade oral, o tumor tem de ser corretamente visualizado. Isto é normalmente feito com um retractor oral, como o retractor laríngeo FK (Gyrus ACMI), mas pode ser utilizado um Crowe-Davis ou outro retractor oral. Muitos dos instrumentos normalmente utilizados na cirurgia transoral foram adaptados ao robot, permitindo ao cirurgião agarrar e cortar. Estes incluem a pinça Shertel EndoWrist de 5 mm, o dissector

Maryland de 5 mm e o cautério monopolar de 5 mm (Intuitive Surgical, Inc.). Mesmo com estas ferramentas especificamente adaptadas, é importante ter todos os instrumentos transorais padrão disponíveis na mesa de apoio e acessíveis ao assistente cirúrgico para permitir o controlo vascular imediato, a evacuação de fumo, a aspiração e retração adicionais e a remoção da peça cirúrgica.[3]

Abordagens cirúrgicas:

Uma vez concluída a intubação, com o doente deitado em decúbito dorsal, a mesa de operações é posicionada de modo a que a cabeça do doente fique virada 90 graus em relação à equipa de anestesia.[5] À direita da cabeça do doente, com o bordo de ataque ligeiramente sobreposto à cabeceira da cama, é posicionado o carrinho lateral ou a unidade de micromanipulador (até 30 graus da mesa de operações). A consola do cirurgião está situada a uma distância de 8 a 10 pés da cabeceira da cama.[5,6] Os olhos do doente devem ser protegidos e deve ser colocada uma proteção para a cabeça. Isto pode ser feito como um procedimento estéril ou como um procedimento transoral limpo, dependendo se a dissecção do pescoço é efectuada antes ou depois. Os dentes do doente são protegidos com uma folha de termoplástico moldada à medida (WFR/Aquaplast Corp.) feita no momento da cirurgia. Com o doente devidamente posicionado, a orofaringe é então exposta com um retractor oral. Como já foi referido, o retractor laríngeo FK é frequentemente utilizado, sendo outra opção o Crowe-Davis. O campo cirúrgico deve ser iluminado com uma lanterna de cabeça e o cirurgião deve palpar a orofaringe com um dedo enluvado para estabelecer a extensão palpável da lesão e confirmar que existe uma visualização adequada tanto com a retração como com a suspensão. Se parecer existir alguma fixação do tumor na faringe lateral ou na base do crânio, isso deve dissuadir o cirurgião de continuar com uma abordagem transoral. Quando a exposição é satisfatória, o retractor é normalmente suspenso para o lado esquerdo da cama utilizando um suporte de laringoscópio Storz (Karl Storz). Nesta altura, o assistente cirúrgico ajuda a acoplar os braços robóticos. Normalmente, são utilizados três braços para a TORS: o primeiro braço lateral é acoplado com um manipulador de tecidos ou uma pinça, o segundo braço lateral é acoplado com o cautério ou o laser como instrumento de corte e, por último, o braço do meio é acoplado com o endoscópio binocular que se encontra a 0 graus (para a fossa amigdalina) ou a 30 graus (virado para cima, para a BOT).[6] Com cada um dos braços laterais posicionados a 30 graus do endoscópio médio, os três braços são avançados intra-oralmente. A cabeceira da cama é o local onde se senta o assistente cirúrgico, assistido pelo técnico de cirurgia. Um vasto leque de instrumentos, tais como cautério de sucção, cautério bipolar, manipuladores de tecidos, pinças, clipes cirúrgicos e duas sucções isoladas próximas, devem estar prontamente disponíveis para o assistente cirúrgico utilizar. É importante dispor um monitor de modo a que o enfermeiro, o técnico cirúrgico e o assistente possam ver o campo operatório no ecrã. A comunicação entre o cirurgião e a equipa cirúrgica tem de ser audível na sala de operações. Ao longo do procedimento, pode ser necessário reposicionar os braços cirúrgicos, o endoscópio ou o retractor. Para evitar que o endoscópio fique embaciado e para manter uma visualização adequada, é importante uma evacuação correta do fumo através de aspiração.

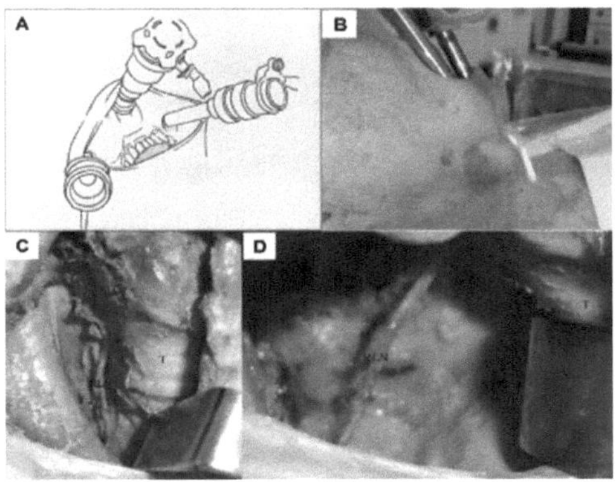

Fig. 5.1. Incisão transoral.
A, Desenho da incisão na mucosa e colocação das três portas. B, Vista do pescoço fletido demonstrando o espaço de trabalho insuflado e a não necessidade de retractores externos. C e D, Vista transcervical pós-operatória do leito operatório demonstrando a área de ressecção, incluindo uma lobectomia da tiroide direita e dissecção central do pescoço. NLR, nervo laríngeo recorrente; T, traqueia.[7]

Utilização de TORS em diferentes regiões da área da cabeça e do pescoço:

1. Utilização da TORS em tumores da orofaringe

Ultimamente, nos últimos vinte anos, os tumores malignos da cabeça e do pescoço, em particular os carcinomas de células escamosas atribuídos ao papilomavírus humano (HPV-SCC), para além dos factores contributivos bem conhecidos, como o consumo de tabaco e de álcool, têm mostrado um enorme crescimento. Sabe-se que estes tumores afectam sobretudo a orofaringe, ou seja, as amígdalas, a base da língua e o palato mole, mas, em menor proporção, também afectam a laringe e a cavidade oral. A incidência de cancros das amígdalas e da base da língua é de aproximadamente 2 por 100.000, com um aumento relatado de 3,9% e 2,1% por ano, respetivamente[8] . Os médicos referem que também têm assistido a um número crescente de doentes deste tipo nas clínicas orais e maxilofaciais. Na sequência do aumento da proporção destes

52

casos, especialmente na população mais jovem, e também porque os cancros da língua e das amígdalas requerem abordagens extensas para acessibilidade, há uma necessidade crescente de os cirurgiões maxilofaciais adoptarem a TORS como medida cirúrgica. Com o advento e a aprovação da TORS pela FDA em 2009, as tendências cirúrgicas para o tratamento do carcinoma espinocelular da orofaringe (OPC), que anteriormente tinham mostrado um declínio de 1998 a 2009, inverteram-se novamente em 2012. Os tumores orofaríngeos susceptíveis de beneficiar da utilização da TORS incluem os tumores que se encontram numa fase inicial e precoce com envolvimento linfático limitado, uma vez que podem ser tratados com êxito apenas por cirurgia, sem necessidade de radioterapia ou quimioterapia adicionais. A dissecção robótica do pescoço utilizando a abordagem transaxilar e retroauricular demonstrou ser viável e útil, com excelentes resultados cosméticos, para o tratamento de metástases nodais em casos selecionados de cancros de células escamosas da cabeça e do pescoço (CECP)[9] . Olsen et al. relataram a utilização da TORS com esvaziamento cervical como monoterapia sem terapia adjuvante em 18 doentes com tumores orofaríngeos T1-T3 e doença cervical N0-N2a. Destes 18 doentes, 12 eram não fumadores mas positivos para HPV e, nesta subpopulação específica, a sobrevivência aos 3 anos foi de 100%, com 91% de sobrevivência livre de recorrência. Apenas 3 dos 18 doentes necessitaram de colocação de tubo de traqueostomia e nenhum doente necessitou de tubo de gastrostomia para suporte entérico.[10] Apesar do uso sugestivo da TORS para lesões benignas, poucos estudos avaliaram a TORS para o tratamento de cancros da orofaringe em fase avançada. Em 2010, Weinstein et al. avaliaram prospectivamente 47 doentes com cancros da orofaringe em estádio III e IV tratados com TORS primária.[11] O esvaziamento cervical estadiado e a terapia adjuvante foram incluídos no tratamento dos pacientes, conforme indicado clinicamente. Verificaram que a sobrevivência específica da doença era de 90% aos 2 anos, o que era bastante comparável a dados publicados anteriormente em estudos de quimio-radioterapia. Também observaram bons resultados funcionais, incluindo baixas taxas de dependência de sonda de alimentação e traqueostomia permanente.

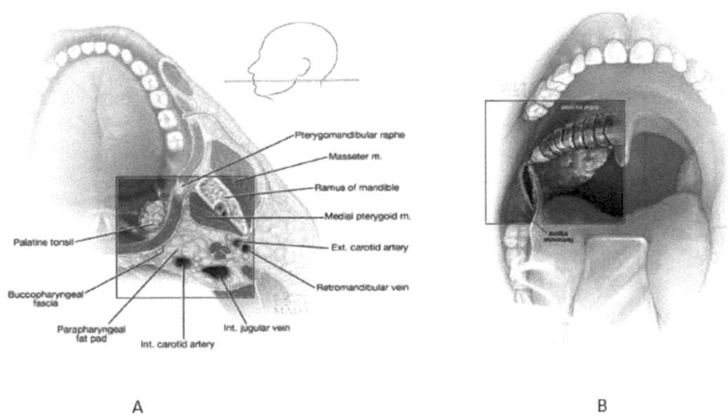

Fig. 5.2 (A) Axial cut showing the important anatomical relationships **(B)** Lateral pharyngectomy. (Courtesy of the Mayo Clinic, Rochester, Minnesota.)

2. Utilização da TORS nas lesões da base da língua

Na área da cabeça e do pescoço, a cirurgia assistida por robô começou com estudos realizados em 2006 por O'Malley e colegas sobre a ressecção da base da língua em cadáveres e caninos[12]. Simultaneamente, relataram os primeiros três exemplos de excisão assistida por TORS de carcinoma de células escamosas da base da língua em doentes humanos, todos com boa visibilidade e boa preservação das estruturas circundantes. Foi alcançado um tempo de preparação de 40-52 minutos nos três casos, com excelente controlo da hemorragia. Além disso, não foram registadas complicações intra-operatórias/pós-operatórias.[13] Outros ensaios clínicos utilizando TORS para os tumores da base da língua foram relatados por Genden et al. em 2009[14] , Hurtuk et al. em 2011[15] e Sinclair et al. em 2011.[16] Moore et al., 2009[6] , num dos maiores estudos clínicos prospectivos até à data, utilizaram a TORS para tratar tumores da base da língua num grande grupo de 26 doentes para investigar a viabilidade da TORS. Os autores concluíram que a TORS era uma opção cirúrgica segura e eficaz com resultados aceitáveis no tratamento de CEC de base. A TORS como terapia primária alcança excelentes resultados funcionais e oncológicos comparáveis ou superiores a outros tratamentos cirúrgicos e não cirúrgicos. Isto foi evidenciado num ensaio clínico prospetivo de TORS realizado por Moore et al., 2012, quando compararam os resultados funcionais e oncológicos a longo prazo em doentes submetidos a cirurgia robótica transoral (TORS) como terapêutica primária ou como parte de uma terapêutica combinada para o carcinoma espinocelular da orofaringe com origem na amígdala ou na base da língua.[17] Estas afirmações foram apoiadas por Weinstein et al., 2012, que estabeleceram que a TORS proporcionava um elevado controlo local e estava associada a uma baixa morbilidade cirúrgica quando utilizada como única modalidade de tratamento para carcinomas de células escamosas da orofaringe (OSCC).[18] É importante salientar que a biópsia da base da língua com TORS, como parte de um procedimento de diagnóstico e terapêutico, provou ser muito eficaz na avaliação de tumores primários desconhecidos com gânglios linfáticos metastáticos do pescoço. Demonstrou a capacidade de identificar tumores primários em 90% dos doentes com uma morbilidade mínima.[19] Em consequência de cirurgias da base da língua, são frequentemente observados problemas de fala e deglutição. Os defeitos mais pequenos curam-se por cicatrização secundária e re-mucosalização, enquanto os defeitos maiores requerem reconstrução.

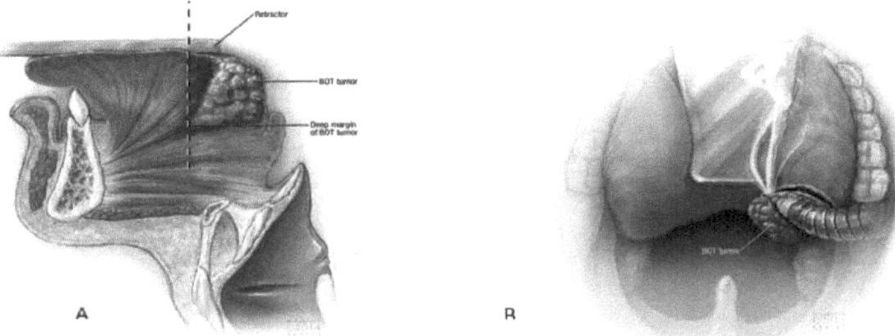

Fig. 5.3 (A) The placement of the retractor can limit tumor excision depending on the tumor's extent, and if this is the case, an open surgical technique may be required over a transoral one. **(B)** The initial mucosal cut is made anteriorly in base of tongue (BOT) lesions, allowing the tumor to fall posteriorly. This provides proper visualization throughout the procedure. (Courtesy of the Mayo Clinic, Rochester, Minnesota.)

3. Utilização de TORS na região amigdalina

O uso da TORS na região tonsilar foi inicialmente limitado a tumores da fossa tonsilar que não envolviam ou envolviam minimamente as estruturas circundantes. Seu uso foi lentamente evoluindo de procedimentos como a tonsilectomia simples para a tonsilectomia radical. Na primeira técnica, a dissecção é realizada através do espaço peritonsilar para excisar o conteúdo da fossa tonsilar, ou seja, a amígdala, enquanto a segunda inclui a ressecção das paredes da fossa tonsilar também. A dissecção é efectuada lateralmente ao músculo constritor no espaço parafaríngeo, o que proporciona a margem cirúrgica necessária para a segurança oncológica. Atualmente, a utilização da TORS estendeu-se à amigdalectomia radical de tumores que se estendem profundamente às estruturas circundantes, após a viabilidade e os resultados bem sucedidos terem sido relatados pela primeira vez em doentes com carcinoma espinocelular invasivo das amígdalas por Weinstein et al. em 2007.[20] Neste estudo, numa série de 27 doentes com cancro das amígdalas T1-T3, o acesso cirúrgico foi conseguido utilizando os afastadores Crow-Davis ou FK. Todos os braços robóticos funcionaram de forma óptima, utilizando instrumentos de 5 mm e, menos frequentemente, de 8 mm, sem interferência entre os braços robóticos. Apenas dois doentes necessitaram de traqueostomia durante o estudo e 26 dos 27 doentes conseguiram engolir sem dificuldade na última consulta de seguimento. A ressecção completa com margens cirúrgicas negativas foi alcançada em 93% dos casos e não foram observadas recorrências locais ou regionais. O tempo operatório médio para a realização da TORS foi de 1 hora e 43 minutos, incluindo uma média de 9 minutos para a exposição e posicionamento robótico. A taxa de complicações cirúrgicas foi de 19%, com a maioria dos casos a resolver-se sem sequelas significativas. Não foi necessária a reconstrução com retalho livre e o defeito da mucosa no final da cirurgia foi deixado cicatrizar por segunda intenção. Após este estudo, outro estudo de TORS envolvendo 45 pacientes, dos quais 19 pacientes tinham tumores da fossa tonsilar, também relatou resultados funcionais e oncológicos semelhantes. Nenhum destes doentes necessitou de um tubo de traqueostomia e apenas um doente com um tumor T4 necessitou da colocação de um tubo de gastrostomia endoscópica percutânea (PEG) para acesso à alimentação. O controlo local foi excelente, com apenas um doente a adquirir uma lesão metastática para-faríngea contralateral.[6]   More et al. compararam recentemente os resultados funcionais da deglutição após a TORS e a quimiorradiação primária para o cancro das amígdalas em estádio III e IV. Verificaram que os resultados eram significativamente melhores para os doentes tratados com TORS aos 6 e 12 meses de pós-operatório.[21] Um relatório também demonstrou a utilização da TORS para a ressecção de adenocarcinoma cribriforme da língua e da glândula salivar menor numa nova localização, a amígdala palatina, com uma morbilidade aguda e a longo prazo mínima em comparação com as abordagens convencionais.[22] A orofaringectomia lateral com assistência robótica é mais indicada para carcinomas de células escamosas da orofaringe em fase inicial, uma vez que evita ou reduz a dose/necessidade de terapias adjuvantes. No entanto, deve ter-se em consideração a existência simultânea de carcinomas espinocelulares amigdalinos bilaterais, uma vez que a intervenção cirúrgica primária para orofaringectomia bilateral pode resultar em disfagia grave. Muderris et al. relataram a observação de estenose orofaríngea no pós-operatório tardio em dois pacientes com hipertrofia de tonsila lingual quando tratados com amigdalectomia lingual assistida por via transoral com epiglotoplastia.[23] Quando a ressecção cirúrgica é limitada à região amigdaliana, a reconstrução com retalho geralmente não é necessária, a menos que haja chances de má cicatrização da ferida ou exposição da artéria carótida.

4. Utilização da TORS na região do palato mole

A literatura sobre a utilização de TORS na região do palato mole é muito escassa. Num estudo realizado por Genden et al. em 2009, 18 adultos com cancros precoces da cabeça e do pescoço envolvendo diferentes locais, dois dos quais eram tumores palatinos, foram tratados com o robô cirúrgico da Vinci para determinar a viabilidade técnica, a segurança e a eficácia da cirurgia robótica. Foram determinados bons resultados funcionais e oncológicos após a TORS nesta região.[14] A ressecção envolvendo tecido do palato mole normalmente exige a restauração da competência do esfíncter velofaríngeo para restabelecer a função. Os defeitos palatinos de pequena dimensão, envolvendo menos de um quarto, podem ser reconstruídos com encerramento primário ou uma simples aproximação do retalho, enquanto os defeitos mais extensos requerem o encerramento com retalhos livres de tecidos moles, principalmente retalhos radiais para o antebraço e retalhos faríngeos.[24] Ambos os retalhos miomucosos da artéria facial (FAMM), unilateral/bilateral, demonstraram resultados reconstrutivos bem sucedidos com assistência robótica em defeitos palatinos de tamanho moderado. Um retalho FAMM unilateral alcança a borda contralateral da úvula e é melhor limitado a defeitos com 2 cm de largura ou menos.[25] Villanueva N et al., 2014, relataram a sua experiência preliminar com a utilização de TORS para a gestão de tumores malignos das glândulas salivares menores da orofaringe em 10 pacientes. O procedimento demonstrou boa viabilidade, baixa morbidade e bons resultados funcionais e oncológicos.[26]

5. Utilização da TORS na reconstrução da orofaringe

As cirurgias reconstrutivas baseadas na utilização de retalhos livres ou retalhos locais com ou sem anastomose microvascular são indicadas para restaurar a estrutura e a função de defeitos deixados por cirurgias oncológicas extensas. Há relatos na literatura de reconstrução de defeitos orofaríngeos com auxílio robótico utilizando diferentes retalhos. As vantagens observadas com o uso da robótica são a capacidade de visualizar e suturar em espaços confinados, mas as desvantagens, como a falta de sensação tátil ao atar os nós e o tempo de preparação, não podem ser ignoradas. Ao contrário das abordagens tradicionais de orfaringotomia com balanço mandibular, o acesso à orofaringe para reconstrução em casos de TORS é limitado. Os cirurgiões reconstrutivos precisam de ser guiados pelos princípios de manutenção do esfíncter velofaríngeo para evitar a insuficiência velofaríngea, restaurando o volume na base da língua para evitar a aspiração, mantendo a separação entre os componentes cervical e faríngeo e cobrindo os vasos expostos na faringe.[27] Um sistema de classificação recentemente proposto - Classification for Oropharyngeal Robotic Defects (CORD) - desenvolvido por de Almeida et al. em 2014, considera o tamanho, a localização, o número de subsítios orofaríngeos envolvidos, a comunicação faringocervical e a exposição da artéria carótida para mapear os defeitos em quatro classes para orientar a reconstrução.[28] Este sistema utiliza reconstruções mais avançadas para gerir defeitos cada vez mais complexos. Em geral, os melhores resultados funcionais e oncológicos tornam a TORS uma tecnologia promissora para a gestão dos cancros da orofaringe.

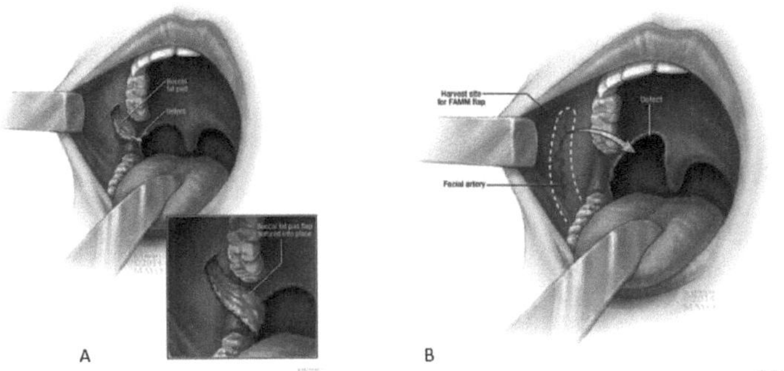

Fig. 5.4 (A) Use of the buccal fat pad flap for oral defects following transoral removal of an oropharyngeal malignancy. (B) Location of the facial artery musculomucosal (FAMM) flap used for oral defects after transoral excision of an oropharyngeal malignancy.(Courtesy of the Mayo Clinic, Rochester, Minnesota.)

6. Aplicação da TORS na cirurgia da nasofaringe

A nasofaringe, devido à sua localização profunda, limites estreitos e estruturas neurovasculares críticas circundantes, é considerada uma das regiões anatómicas mais difíceis de alcançar cirurgicamente por abordagens abertas ou endoscópicas. O carcinoma da nasofaringe (NPC) é altamente radiossensível; por conseguinte, nas suas fases iniciais, a base do tratamento é principalmente a radioterapia. A quimioterapia concomitante está indicada em doentes com NPC avançado loco-regional. Uma vez que o acesso cirúrgico à nasofaringe sempre foi muito difícil, a cirurgia sob a forma de nasofaringectomia só é normalmente indicada quando há evidência de recorrência local ou de doença persistente. As várias abordagens cirúrgicas à nasofaringe incluem as abordagens transmaxilar, transpalatal, mandibulotomia da linha média, transpterigóide, translocação facial e fossa infratemporal, mas todas são limitadas até certo ponto na sua capacidade de instrumentar e visualizar a área em causa. Atualmente, é possível, com a TORS, obter uma janela cirúrgica tridimensional direta e iluminada para a nasofaringe, facilitando assim o tratamento cirúrgico da NPC e da nasofaringectomia completa. A primeira nasofaringectomia robótica num modelo de cadáver foi descrita por Ozer e Waltonen em 2008.[29] O palato mole foi dividido na linha média sob visualização direta e retraído lateralmente para melhorar a visualização da nasofaringe. Os braços robóticos foram posicionados na cavidade oral com um endoscópio de 30 graus, proporcionando uma visão superior da orofaringe e da nasofaringe. A mucosa da nasofaringe foi então deglutida entre as artérias carótidas e as trompas de Eustáquio lateralmente e a base do crânio e a musculatura pré-vertebral posteriormente. As vantagens potenciais da abordagem robótica citadas foram evitar incisões faciais e osteotomias. Devido à impossibilidade de ressecção óssea através de instrumentação de perfuração, a abordagem TORS pura limita-se à dissecção de tecidos moles e pode ser inadequada na gestão do envolvimento da base do crânio na região basioccipital superiormente ou do pterigoide medial lateralmente.[30] A combinação da abordagem parafaríngea lateral com assistência robótica, em comparação com a abordagem endoscópica transnasal tradicional, demonstrou melhorar o acesso aos espaços parafaríngeos e orofaríngeos. Esta abordagem evita a divisão do palato sem comprometer a extensão da ressecção. Além disso, foi demonstrado que as abordagens endonasal e transoral expandidas combinadas proporcionam a maior janela cirúrgica possível com um maior grau de manipulação cirúrgica nesta área anatomicamente complexa.[31] Em pacientes com CNF recorrente, a nasofaringectomia de resgate é um tratamento bem estabelecido. O primeiro caso clínico de nasofaringectomia robótica para CNF recorrente utilizando uma abordagem transoral foi descrito por Wei e Ho[32] , seguido de uma série de casos clínicos de 12 doentes submetidos a nasofaringectomia robótica para cancro recorrente de pequenas dimensões por Tsang et al.[33] Os resultados iniciais foram comparáveis aos da cirurgia aberta, com menor morbilidade. O uso robótico também foi relatado no tratamento de um sarcoma de células dendríticas foliculares (FDCS) faríngeo localmente agressivo que se estendia superiormente à nasofaringe e lateralmente ao espaço parafaríngeo, onde foi possível ressecar o tumor com margens oncológicas negativas usando faringectomia TORS com nasofaringectomia parcial.[34] Recentemente, Richmon 2015 usou o sistema robótico Flex para realizar com sucesso uma nasofaringectomia sem ter de fazer incisões palatinas ou abordagens de acesso alargado num modelo de cadáver.[35]

7. Utilização da TORS em tumores do espaço parafaríngeo

Os tumores do espaço parafaríngeo (EPF) são muito raros. A TORS surgiu como uma ferramenta prospetiva para a excisão de lesões benignas e de pequenas dimensões no EPP. A capacidade de dissecar o espaço parafaríngeo e a fossa infratemporal através de uma via transoral com incisão do pilar amigdaliano ipsilateral usando assistência robótica mostrou-se viável pela primeira vez em cadáveres em 2007.[36] A partir de então, uma série de casos humanos utilizando TORS para a ressecção de tumores do espaço parafaríngeo foi descrita por O'Malley em 2010, quando eles ressecaram tumores benignos bem definidos do espaço parafaríngeo (sem qualquer encasulamento carotídeo ou erosão óssea) acessíveis a partir da orofaringe. Eles avaliaram os resultados cirúrgicos. Em 70% dos casos, a lesão era um adenoma pleomórfico e a taxa de controlo local relatada foi de 100%. 90% dos casos foram tratados sem complicações significativas, com tempos operatórios e perdas sanguíneas aceitáveis. Um caso foi convertido para uma abordagem transcervical aberta devido a dificuldades encontradas durante a ressecção por TORS.[37] Chan et al. 2015, em sua revisão sistemática, relataram quarenta e quatro pacientes submetidos à ressecção com TORS para neoplasias de SPP. O tempo médio de internação hospitalar foi de 3 dias, com um tempo médio para dieta oral de 1 dia. Vinte e nove dessas neoplasias (65,9%) eram adenomas pleomórficos, dos quais sete (24%) apresentaram violação involuntária da cápsula ou fragmentação do tumor durante a cirurgia e dois pacientes apresentaram deiscência faríngea que foi tratada de forma conservadora.[38] Em comparação com a abordagem transcervical, a abordagem TORS é desprovida de incisão no pescoço e de síndrome da primeira mordida após a cirurgia, mas requer uma incisão através da mucosa orofaríngea e dos músculos constritores superiores, pelo que está associada a uma maior taxa de rutura da cápsula durante a dissecção. A TORS para a ressecção de tumores parafaríngeos deve ser utilizada de preferência quando as lesões se situam medialmente aos vasos carotídeos. Uma abordagem externa nestes casos requer a retração dos vasos carotídeos para exposição e ressecção da lesão, o que tem os seus riscos associados.[38,39] A utilização de TORS na remoção de um tumor neurogénico, schwannoma do compartimento retrostylóide do espaço parafaríngeo utilizando TORS, foi relatada por Ansarin et al., 2014.[40]

8. Utilização de TORS na cirurgia da base do crânio

As abordagens tradicionais à região da base do crânio incluíam a criação de um corredor trans-facial anterior (osteotomia Le Fort I, balanço maxilar e degloving do terço médio da face) ou de um corredor transcraniano lateral (abordagens pré e pós-auriculares da fossa infratemporal e subtemporal). Recentemente, a cirurgia robótica da base do crânio tem demonstrado potencial para uma invasão mínima das neoplasias da base do crânio. Embora esta técnica pareça viável, segura e eficaz, deve ser reservada apenas para tumores benignos. No caso de tumores malignos, a TORS deve ser utilizada com cautela e considerada como uma contraindicação relativa, dadas as suas elevadas taxas de recidiva. A primeira aplicação humana para ressecção de neoplasia cística da fossa parafaríngea a infratemporal foi relatada por O'malley Jr. em 2007.[36] Os procedimentos robóticos para essa região permitiram a identificação adequada e segura da artéria carótida interna e dos nervos cranianos. Além disso, foi obtida uma excelente hemostasia sem complicações durante ou após a cirurgia. As abordagens TORS padrão podem nem sempre fornecer efetivamente um acesso adequado à base do crânio anterior e central. O acesso à base anterior do crânio é limitado pela capacidade de introduzir instrumentos robóticos transorais acima do palato duro e mole. Para ultrapassar esta limitação, podem ser consideradas abordagens endonasais e transorais combinadas. Hanna et al. descreveram uma abordagem à base do crânio anterior e central em que, em vez de empregar uma abordagem transoral pura, criaram duas "portas" na parede maxilar anterior através de duas incisões sublabiais e antrostomias maxilares bilaterais (abordagem Caldwell-Luc).[41] As antrostomias meatais médias dos seios maxilares foram alargadas e o braço robótico foi avançado para a cavidade nasal para alcançar a base do crânio. O endoscópio foi introduzido na cavidade nasal através de uma das narinas.

Conseguiram ressecar lesões na fossa pituitária, no plano esfenoidal, na nasofaringe, na fossa pterigopalatina e na placa cribriforme com os braços robóticos.[41] Uma vez que a tecnologia robótica atual não inclui uma broca, a remoção do osso da base do crânio anterior é melhor removida sem a assistência do robô cirúrgico. Uma abordagem cirúrgica robótica cervical-transoral combinada recentemente desenvolvida (abordagem C-TORS) é bem sucedida no acesso cirúrgico às regiões da base do crânio, mas só foi experimentada em modelos cadavéricos e não em seres humanos.[42] Uma abordagem transcervical à base do crânio permite o acesso à fossa anterior esfenoidal, clivus, selar e supra-selar através da colocação de um endoscópio robótico de 30 graus transoralmente e dos braços direito e esquerdo através das paredes laterais da faringe posteriores à glândula submandibular. Outra abordagem foi desenvolvida por McCool et al. para a exposição bilateral da fossa infratemporal. Foi utilizada uma porta supra-hióidea na linha média para colocar um braço robótico na valécula, e um segundo braço e uma câmara de 30 graus foram colocados transoralmente. Foram efectuadas 6 ressecções completas e 2 parciais através da parede lateral da faringe e para a fossa infratemporal, com identificação e preservação do nervo lingual, do nervo alveolar inferior, das artérias carótidas interna e externa, da veia jugular e dos nervos cranianos IX-XII.[43] Uma nova abordagem transoral inferosuperior à sela túrcica foi recentemente utilizada para a remoção de adenoma da hipófise pela técnica TORS.[44]

Secção 2: TORS na apneia obstrutiva do sono (AOS)

A síndrome da apneia-hipopneia obstrutiva do sono (SAHOS) é cada vez mais prevalente em todo o mundo e, com um grande aumento do risco de mortalidade por todas as causas, representa um grave problema de saúde social.[45]

O fator de risco modificável mais importante para a SAHOS na população adulta é a obesidade. A SAHOS é bem reconhecida como um fator de risco independente para doenças cardiovasculares, neurocognitivas e cerebrovasculares. Talvez ainda mais importante, tem também um impacto significativo no humor e na qualidade de vida.[46,47,48,49,50,51,52]

O tratamento da SAHOS pode ser efectuado através de técnicas não cirúrgicas e cirúrgicas. A técnica não cirúrgica mais comum é a ventilação com pressão positiva contínua nas vias aéreas (CPAP). Outras opções não cirúrgicas incluem aparelhos orais, perda de peso e terapia posicional do sono. O CPAP continua a ser a estratégia de tratamento mais utilizada e eficaz para a SAHOS; no entanto, para aqueles que não toleram a terapia com CPAP, deve haver outra opção de tratamento. A escolha das outras opções não cirúrgicas é variável e depende em grande parte da seleção dos doentes. Mesmo com uma seleção óptima dos doentes, as taxas de adesão às terapêuticas não cirúrgicas são inferiores a 30% durante um período de tempo superior a 1 ano. Existe uma vasta gama de potenciais intervenções cirúrgicas para a SAHOS; estas incluem a uvulopalatofaringoplastia, o avanço mandibular-maxilar, a cirurgia nasal e uma variedade de técnicas de avanço palatal e de avanço do hioide.[53] No entanto, tal como as técnicas não cirúrgicas, as abordagens cirúrgicas podem ter uma eficácia limitada. A seleção adequada dos doentes continua a ser a base do sucesso; no entanto, mesmo quando esta é optimizada, o sucesso a longo prazo é raro. A baixa eficácia do tratamento é resultado de várias questões, a mais importante das quais parece ser o facto de a obstrução das vias aéreas superiores resultar normalmente de um colapso multinível. Há uma relativa escassez de terapias cirúrgicas que abordem a base da língua - um local comum de obstrução naqueles que falharam em intervenções cirúrgicas anteriores.[54] É no tratamento da base da língua que a cirurgia robótica ganha destaque, devido ao excelente acesso e visualização que é possível com a câmara robótica e os instrumentos.

Numa perspetiva histórica, vários autores descreveram uma variedade de procedimentos cirúrgicos, como a glossectomia da linha média a laser (Fujita et al, 1991)[55] , a lingualplastia a laser (Woodson/Fujita, 1992)[56] , a palatofaringoglossoplastia (Djupesland et al, 1992)[57] , Glossectomia da linha média e epiglotectomia (Mickelson/Rosenthal, 1997)[58] , Redução do volume da língua por radiofrequência (Powell et al, 1999)[59] , Redução da base da língua com hioepiglotoplastia (TBRHE) (Chabolle et al, 1999)[60] , Canalização por cobaltação na base da língua (Senders/Strong, 2003)[61] , Redução da língua por radiofrequência através de uma abordagem cervical (Blumen et al, 2006)[62] , Redução da base da língua com tirohiodopexia (TBRTHP) (Vicini et al, 2010)[63] e Submucosal minimally invasive lingual excision (SMILE) (Friedman et al, 2008)[64] Chabolle foi o primeiro a propor uma ressecção da base da língua através de uma abordagem supra-hióidea transcervical; No entanto, o procedimento permaneceu confinado a um número muito limitado de experiências publicadas, provavelmente devido às dificuldades técnicas e à potencial morbidade associada. Ao mesmo tempo, as técnicas minimamente invasivas não são suficientes quando se trata de hipertrofia significativa da base da língua. A cirurgia de ablação por radiofrequência pode ser usada com sucesso em casos de hipertrofia moderada da base da língua, mas é inadequada para obstrução grave. Por outro lado, a gestão cirúrgica da base da língua através de uma abordagem microscópica assistida por laser é um desafio do ponto de vista técnico e requer uma formação e competências cirúrgicas extensas. Além disso, a manipulação dos tecidos da base da língua causa distorções complexas na arquitetura geométrica da região, prejudicando assim a orientação do cirurgião e aumentando o risco de complicações. Além disso, os perfis funcionais e de dor no pós-operatório da ressecção a laser são problemáticos. Por estas razões, a ressecção a laser não ganhou popularidade em muitas partes do mundo. A coblação é outra opção que tem ganho terreno no tratamento; no entanto, trabalhar com um endoscópio bidimensional segurado por uma mão obriga o cirurgião a utilizar apenas uma mão para cortar e, se necessário, para hemostase. A combinação de visão limitada e manipulação restrita é uma desvantagem que o robot pode ultrapassar.

Em doentes com apneia do sono devido a obstrução hipertrofiada da base da língua, centra-se na redução do tamanho da base da língua.[65,66] Princípios e configurações semelhantes podem ser aplicados para a ressecção de amígdalas linguais hipertrofiadas em pacientes com SAHOS. O processo de TORS subglosso-supraglótica (SGSG) é realizado através de uma série de etapas. Estas incluem a redução bilateral da base da língua **(Fig. 5.5)**, seguida de uma epiglotoplastia horizontal supra-hióidea. A camada linfoide superficial é ressecada até à junção entre o músculo e o tecido linfoide e, em seguida, é efectuada a ressecção de uma segunda camada muscular numa secção transversal trapezoidal (conhecida como "trapézio de segurança"), de modo a poupar a raiz da artéria lingual. Finalmente, é efectuada a ressecção de uma terceira faixa de tecido muscular na linha média. A forma da área ressecada é semelhante a um cogumelo, com uma cabeça superficial larga e uma raiz central profunda estreita. A remoção da epiglote supra-hióidea é o passo final. A epiglote é dividida na linha média até um ponto pelo menos 5 mm acima do plano valicular profundo. Uma secção horizontal de ambos os lados é então removida, deixando uma parte suficiente da epiglote para evitar a aspiração e suficientemente alta para evitar qualquer possível hemorragia dos vasos laríngeos superiores. Se necessário, podem ser efectuados procedimentos nasais e/ou palatais no final da etapa SGSG. [53]

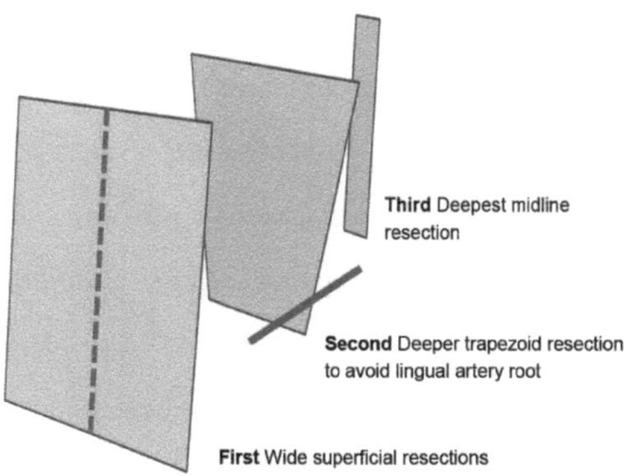

Fig. 5.5 Vista esquemática das três camadas da base da língua removidas durante uma cirurgia robótica transoral completa para a síndrome de apneia e hipopneia obstrutiva do sono.

Após a cirurgia de RTOS-SA, regista-se um aumento significativo do volume das vias aéreas e uma diminuição dos volumes dos tecidos moles, da língua, do palato mole e da parede lateral, o que resulta numa diminuição estatisticamente significativa do índice de apneia e hipopneia.[67] Os factores conhecidos que aumentam a resposta cirúrgica nos casos de apneia do sono são o índice de massa corporal (IMC) < 30, o índice de apneia-hipopneia (IAH) < 60 e a ausência de colapso velofaríngeo lateral.[68]

As complicações podem ser divididas em complicações intra-operatórias, como hemorragia intra-operatória, lesão/queimadura da parede posterior, lesão dentária (danos nos dentes provocados por instrumentos), falha de uma câmara (visão bidimensional em vez de 3D), edema faríngeo, etc., ou complicações pós-operatórias, como hemorragia autolimitada tardia, hemorragia que requer revisão cirúrgica, hipogeusia transitória, pneumonia, pneumotórax, etc.[53] Uma complicação bem conhecida do tratamento do cancro da cabeça e do pescoço e da apneia do sono é a estenose faríngea (**Fig. 5.6**), que resulta em incapacidade funcional. Devido à localização da estenose e à tendência para a recorrência, a gestão cirúrgica utilizando abordagens tradicionais é um desafio. Embora a cirurgia robótica melhore o acesso cirúrgico a estas áreas, os riscos associados aos procedimentos TORS na SAOS são semelhantes aos de outros procedimentos na cirurgia da apneia do sono; por conseguinte, é necessária uma monitorização especial e cuidados de enfermagem durante o período pós-operatório para maximizar a segurança do doente. [69]

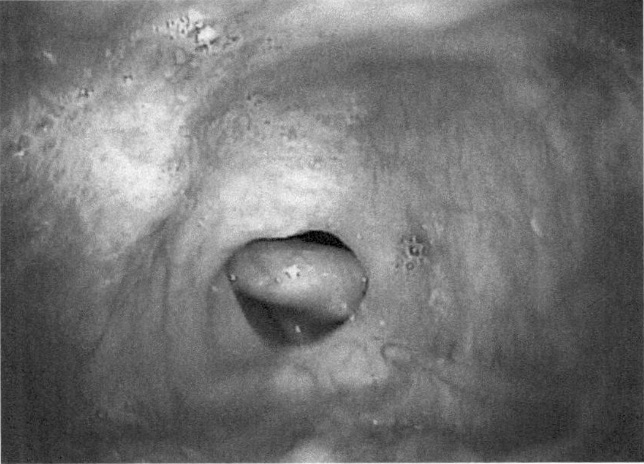

Fig. 5.6 Estenose pós-operatória da orohipofaringe devido a um queloide concêntrico. A ponta da epiglote é visível abaixo da estenose.

Secção 3: Utilização da robótica noutras cirurgias orais e maxilofaciais

A cirurgia oral e maxilofacial inclui vários procedimentos que exigem corte, perfuração, modelação e reconstrução óssea. Os TORS, juntamente com avanços como a simulação cirúrgica em 3D e o feedback háptico ou tátil, podem elevar consideravelmente o nível da cirurgia em doentes orais e maxilofaciais.[70]

O planeamento cirúrgico virtual (VSP) baseia-se na renderização de imagens tridimensionais e permite a realização de formas e contornos únicos no pré-operatório, pelo que pode ser muito útil no domínio da implantologia, do trauma e da reconstrução. Foi demonstrado que a cirurgia robótica aumentada com VSP reduz os tempos de operação e melhora os resultados dos doentes quando comparada com a cirurgia robótica utilizada com o planeamento tradicional. Estas observações foram relatadas por Kim et al. que utilizaram o VSP para a reconstrução mandibular após cirurgia ablativa de tumor com dissecção robótica do pescoço. A cirurgia sem VSP exigiu mais tempo e esforço. O método de reconstrução convencional foi considerado inadequado na incisão facelift modificada no esvaziamento cervical robótico, uma vez que proporcionava um âmbito cirúrgico limitado, acesso restrito à área do defeito e tempo isquémico prolongado, afectando negativamente a sobrevivência do retalho.[71] A tecnologia robótica dirigida por imagem utiliza imagens tridimensionais para guiar um robô na remoção de tecido. Esta tecnologia demonstrou a sua aplicação em otorrinolaringologia, tendo sido registada uma precisão de remoção óssea com um erro cirúrgico médio inferior a 1 mm. [72]

Fortin et al., 2002, desenvolveram uma ferramenta mecânica especialmente concebida para transferir o eixo do implante pré-operatório planeado em imagens tridimensionais para uma férula cirúrgica através de uma máquina de perfuração controlada numericamente. Investigaram a viabilidade de utilizar a tomografia de feixe cónico em conjunto com um sistema de orientação por imagem para inserir implantes em maxilares edêntulos. Para a translação, o erro de transferência foi inferior a 0,2 mm e, para a rotação, foi inferior a 1,1 graus[73]. O processo pode ser utilizado diariamente para realizar cirurgias sem retalhos, reduzir a possibilidade de danificar estruturas anatómicas importantes, eliminar o erro humano na colocação de próteses e preparar as próteses para carregamento imediato antes da cirurgia.

O sistema robótico transoral foi qualificado com sucesso para a cirurgia do pavimento anterior da boca, envolvendo a remoção transoral das glândulas submandibulares e sublinguais. De acordo com um relatório, os autores descreveram a excisão transoral assistida por robô de rânulas e glândulas sublinguais bilaterais numa doente de 47 anos com identificação e dissecção do ducto submandibular e do nervo lingual utilizando um robô cirúrgico da Vinci. Foram proporcionadas boa visualização, ampliação, destreza e eficiência cirúrgica.[74] A paciente evoluiu sem intercorrências no pós-operatório, sem evidência de paresia do nervo lingual e com retorno à ingestão oral no primeiro dia de pós-operatório. Em outro relatório, Walvekar et al., 2011, relataram o uso do Sistema Cirúrgico da Vinci pela primeira vez para facilitar a remoção de um megálito de 20 mm na glândula submandibular esquerda usando uma abordagem combinada - sialendoscopia combinada com sialolitotomia externa ou transoral, permitindo assim a remoção do cálculo e a preservação da glândula.[75] Outro estudo relatou a utilização de um robot para melhorar a cirurgia endoscópica na região oral e maxilofacial/cabeça e pescoço. Neste estudo, os autores realizaram ressecções endo-robóticas da glândula submandibular num modelo de cadáver e compararam os resultados da cirurgia endoscópica reforçada por robô com os de uma técnica endoscópica convencional.[76] Concluíram que a primeira técnica era viável e oferecia maiores vantagens.

A cirurgia endoscópica dos seios paranasais e da base anterior do crânio assistida por robô (RASS), com análise dos fluxos de trabalho cirúrgicos, segmentação e modelação dos seios paranasais e da base anterior do crânio, incluindo o desenvolvimento do planeamento do percurso robótico, é descrita num artigo de Eichhorn e Bootz, 2011.[77]

O osteótomo laser guiado por robô assistido por computador demonstrou ser adequado para osteotomias em cirurgia oral e maxilofacial que requerem uma precisão considerável e uma forma individual. Baek et al., 2015, relataram a sua primeira experiência com uma fonte de laser Er: YAG integrada e o sistema ótico correspondente num invólucro composto que foi montado num braço robótico cirúrgico.[78] O sistema laser guiado por robô foi ligado a um sistema de planeamento pré-operatório assistido por computador e de navegação intra-operatória, e o osteótomo laser foi utilizado num bloco operatório para criar defeitos de diferentes formas nas mandíbulas de 6 minipigs.

Theodossy e Bamber, 2003, num estudo clínico em humanos, compararam o grau de precisão de modelos de cirurgias realizadas manualmente, utilizando a técnica de Eastman, com as realizadas com o auxílio de um braço robótico.[79] Foram incluídos no estudo 21 pacientes submetidos a cirurgia ortognática. A cirurgia de modelo efectuada com o auxílio de um braço robótico passivo foi significativamente mais precisa nos planos antero-posterior e vertical do que a cirurgia de modelo manual. Omar e Bamber, 2010, chegaram a conclusões semelhantes no seu estudo.[80] Com o desenvolvimento das capacidades de corte de osso, o potencial de aplicação do TORS pode estender-se até mesmo a procedimentos gerais como impacções ou extracções cirúrgicas em cirurgia oral.

Ishii et al. relataram o desenvolvimento de um robô de reabilitação oral para massajar os tecidos maxilofaciais, utilizado como terapia complementar ou alternativa para perturbações da articulação temporomandibular.[81] O sistema de controlo é constituído por um gerador de trajectórias de massagem, um calculador de conformidade virtual e um calculador de cinemática inversa. Posteriormente, Ariji et al., 2009, efectuaram um estudo para medir a rigidez do músculo masseter e investigaram a pressão de massagem mais confortável a utilizar com um robô de reabilitação oral. [82]

Uma das limitações dos sistemas robóticos actuais é que não oferecem o feedback háptico necessário para obter a sensação dos tecidos durante a manipulação cirúrgica. O feedback háptico inclui os sentidos tátil e cinestésico. Se estes pudessem ser integrados no sistema robótico, poderiam melhorar muito a experiência dos cirurgiões que seguram os controlos do robô à distância, recriando a experiência de uma cirurgia aberta. Na prática, o feedback háptico pode ser possível através da adição de sensores de vibração de instrumentos ao sistema robótico. As vibrações ocorrem quando os instrumentos entram em contacto com outros tecidos no campo operatório. Um atuador háptico agita a sua mão para imitar a estimulação do sensor e fornecer feedback vibratório às mãos que seguram os controlos. A inclusão de um atuador acelera ainda mais a curva de aprendizagem em procedimentos robóticos.[70] Um estudo de viabilidade inicial efectuado por McMahan et al., 2011, demonstrou que o feedback háptico não interferiu com a capacidade dos cirurgiões para realizarem tarefas de manipulação in vitro, tendo, pelo contrário, relatado um aumento da capacidade dos cirurgiões para se concentrarem na tarefa. [83]

1. Maria J. Troulis, Brent B. Ward e John A. Zuniga. Tecnologias emergentes. J Oral Maxillofac Surg.63:1436-1442, 2005.

2. Moore EJ, Janus J, Kasperbauer J. Cirurgia robótica transoral da orofaringe: considerações clínicas e anatómicas. Clin Anat 2011;25(1):135-141.

3. Weinstein GS, O'Malley BW, Snyder W, Sherman E, Quon H. Transoral robotic surgery: radical tonsillectomy. Arch Otolaryngol Head Neck Surg 2007;133(12):1220-1226

4. Van Abel KM, Moore EJ. Surgical management of oropharyngeal squamous cell carcinoma. Curr Otorhinolaryngol Rep 2013;1:137-144

5. White HN, Moore EJ, Rosenthal EL, et al. Transoral robotic-assisted surgery for head and neck squamous cell carcinoma: one- and 2-year survival analysis. Arch Otolaryngol Head Neck Surg 2010;136(12):1248-1252

6. Moore EJ, Olsen KD, Kasperbauer JL. Transoral robotic surgery for oropharyngeal squamous cell carcinoma: a prospective study of feasibility and functional outcomes. Laryngoscope 2009;119:2156–2164

7. Richmon JD, Holsinger FC, Kandil E, Moore MW, Garcia JA, Tufano RP. Tireoidectomia transoral assistida por robô com dissecção central do pescoço: estudo de viabilidade pré-clínica em cadáveres e técnica cirúrgica proposta. J Robot Surg. 2011;5:279-282.

8. Shiboski CH, Schmidt BL, Jordan RC. Tongue and tonsil carcinoma: increasing trends in the US population ages 20-44. Cancer 2005;103:1843-9.

9. Kim WS, Lee HS, Kang SM, Hong HJ, Koh YW, Lee HY, et al. Viabilidade das dissecções cervicais assistidas por robô através de uma abordagem transaxilar e retro auricular ("TARA") no cancro da cabeça e do pescoço: resultados preliminares. Ann Surg Oncol2012;19:1009-17.

10. Olsen SM, Moore EJ, Laborde RR, Garcia JJ, Janus JR, Price DL, et al. Cirurgia transoral isolada para carcinoma espinocelular da orofaringe associado ao papilomavírus humano. Ear Nose Throat J 2013;92:76-83.

11. Weinstein GS, O'Malley Jr BW, Cohen MA, Quon H. Transoral robotic surgery for advanced oropharyngeal carcinoma (Cirurgia robótica transoral para carcinoma orofaríngeo avançado). Arch Otolaryngol Head Neck Surg2010;136:1079-85.

12. O'Malley Jr BW, Weinstein GS, Hockstein NG. Transoral robotic surgery (TORS): glottic microsurgery in a canine model. J Voice 2006;20:263-8.

13. O'Malley Jr BW, Weinstein GS, Snyder W, Hockstein NG. Cirurgia robótica transoral (TORS) para neoplasias da base da língua. Laryngoscope2006;116:1465–72.

14. Genden EM, Desai S, Sung CK. Transoral robotic surgery for the management of head and neck cancer: a preliminary experience. Head Neck 2009;31:283-9.

15. Hurtuk A, Agrawal A, Old M, Teknos TN, Ozer E. Outcomes of transoral robotic surgery: a preliminary clinical experience. Otolaryngol Head Neck Surg2011;145:248-53.

16. Sinclair CF, McColloch NL, Carroll WR, Rosenthal EL, Desmond RA, Magnuson JS. Resultados funcionais objectivos e percepcionados pelo doente após cirurgia robótica transoral para carcinoma orofaríngeo precoce. Arch Otolaryngol HeadNeck Surg 2011;137:1112-6.

17. Moore EJ, Olsen SM, Laborde RR, García JJ, Walsh FJ, Price DL, et al. Resultados funcionais e oncológicos a longo prazo da cirurgia robótica transoral para carcinoma espinocelular da orofaringe. Mayo Clin Proc 2012;87:219-25.

18. Weinstein GS, Quon H, Newman HJ, Chalian JA, Malloy K, Lin A, et al. Cirurgia robótica transoral isolada para cancro da orofaringe: uma análise do controlo local. Arch Otolaryngol Head Neck Surg 2012;138:628-34.

19. Mehta V, Johnson P, Tassler A, Kim S, Ferris RL, Nance M, et al. Um novo paradigma para o diagnóstico e gestão de tumores primários desconhecidos da cabeça e pescoço: um papel para a cirurgia robótica transoral. Laryngoscope 2013;123:146-51.

20. Weinstein GS, O'Malley Jr BW, Snyder W, Sherman E, Quon H. Transoral robotic surgery: radical tonsillectomy. Arch Otolaryngol Head Neck Surg2007;133:1220-6.

21. More YI, Tsue TT, Girod DA, Harbison J, Sykes KJ, Williams C, et al. Resultados funcionais da deglutição após cirurgia robótica transoral versus quimio-radioterapia primária em doentes com cancros da orofaringe e supra-glote em fase avançada. JAMA Otolaryngol Head Neck Surg 2013;139:43-8.

22. Worrall DM, Brant JA, Chai RL, Weinstein GS. Adenocarcinoma cribriforme da língua e glândula salivar menor: ressecção cirúrgica robótica transoral. ORLJ Otorhinolaryngol Relat Spec 2015;77:87-92.

23. Muderris T, Sevil E, Bercin S, Gul F, Kiris M. Estenose orofaríngea após amigdalectomia lingual robótica transoral. J Craniofac Surg 2015;26:853-5.

24. Rinaldi V, Pagani D, Torretta S, Pignataro L. Cirurgia robótica transoral no tratamento de tumores de cabeça e pescoço. Ecancermedicalscience2013;7:359, 2013.359.

25. Bonawitz SC, Duvvuri U. Retalho FAMM assistido por robô para reconstrução do palato mole. Laryngoscope 2013;123:870-4.

26. Villanueva NL, de Almeida JR, Sikora AG, Miles BA, Genden EM. Cirurgia robótica transoral para o tratamento de tumores de glândulas salivares menores da orofaringe. Head Neck 2014;36:28-33.

27. de Almeida JR, Park RC, Genden EM. Reconstrução de defeitos de cirurgia robótica transoral: princípios e técnicas. J Reconstr Microsurg 2012;28:465-72.

28. de Almeida JR, Park RC, Villanueva NL, Miles BA, Teng MS, Genden EM. Algoritmo reconstrutivo e sistema de classificação para defeitos oro-faríngeos transorais. Head-Neck 2014;36:934-41.

20. Ozer E, Waltonen J. Transoral robotic nasopharyngectomy: a novel approach for nasopharyngeal lesions. Laryngoscope 2008;118:1613-6.

30. Mendelsohn AH. Ressecção transoral assistida por robótica do espaço parafaríngeo. Head Neck 2015;37:273-80.

31. Sreenath SB, Rawal RB, Zanation AM. A abordagem combinada endonasal e transoral para o tratamento da base do crânio e da patologia nasofaríngea: uma série de casos. Neurosurg Focus 2014;37:E2,

32. Wei WI, Ho WK. Ressecção robótica transoral de carcinoma nasofaríngeo recorrente. Laryngoscope 2010;120:2011-4.

33. Tsang RK, To VS, Ho AC, Ho W-K, Chan JY, Wei WI. Early results of robotic-assisted nasopharyngectomy for recurrent nasopharyngeal carcinoma. HeadNeck 2015;37:788-93.

34. Kim I, Blackwell K, Bhuta S, Mendelsohn A. Ressecção Robótica Transoral de Sarcoma de Células Dendríticas Foliculares da Orofaringe e Nasofaringe: Um Relato de Caso e Revisão da Literatura; 2015.

35. Richmon JD. Nasofaringectomia transoral poupadora de palato com o sistema Flex®: um estudo pré-clínico. Laryngoscope 2015;125:318-22.

36. O'Malley Jr BW, Weinstein GS. Robotic skull base surgery: preclinical investigations to human clinical application. Arch Otolaryngol Head Neck Surg2007;133:1215-9.

37. O'Malley Jr BW, Quon H, Leonhardt FD, Chalian AA, Weinstein GS. Transoral robotic surgery for parapharyngeal space tumors (Cirurgia robótica transoral para tumores do espaço parafaríngeo). ORL J Otorhinolaryngol RelatSpec 2010;72:332-6.

38. Chan JY, Tsang RK, Eisele DW, Richmon JD. Cirurgia robótica transoral do espaço parafaríngeo: uma série de casos e uma revisão sistemática. Head Neck2015;37:293-8.

39. Ren H, Lim CM, Wang J, Liu W, Song S, Li Z, et al. Computer-assisted transoral surgery with flexible robotics and navigation technologies: a review of recent progress and research challenges. Crit Rev Biomed Eng 2013;41:365-91.

40. Ansarin M, Zorzi S, Massaro MA, Tagliabue M, Proh M, Giugliano G, et al. Cirurgia robótica transoral vs microcirurgia a laser transoral para ressecção de cancro supraglótico: uma cirurgia piloto. Int J Med Robot 2014;10:107-12.

41. Hanna EY, Holsinger C, DeMonte F, Kupferman M. Robotic endoscopic surgery of the skull base: a novel surgical approach. Arch Otolaryngol Head Neck Surg2007;133:1209-14.

42. O'Malley Jr BW, Weinstein GS. Robotic anterior and midline skull base surgery: preclinical investigations. Int J Radiat Oncol Biol Phys 2007;69(2 Suppl.): S125-8.

43. McCool RR, Warren FM, Wiggins 3rd RH, Hunt JP. Cirurgia robótica da fossa infratemporal utilizando uma nova porta supra-hióidea. Laryngoscope 2010;120:1738-43.

44. Chauvet D, Missistrano A, Hivelin M, Carpentier A, Cornu P, Hans S. Cirurgia da base do crânio assistida por robótica transoral para abordar a sela túrcica: um estudo cadavérico. Neurosurg Rev 2014;37:609-17.

45. Yaggi HK, Concato J, Kernan WN, et al. Obstructive sleep apnea as a risk fator for stroke and death. N Engl J Med 2005;353: 2034-2041

46. Somers VK, White DP, Amin R, et al. Sleep apnea and cardiovascular disease: an American Heart Association/American College of Cardiology Foundation scientific statement from the American Heart Association Council for High Blood Pressure Research Professional Education Committee, Council on Clinical Cardiology, Stroke Council, and Council on Cardiovascular Nursing. J Am Coll Cardiol 2008;52(8):686-717

47. Shamsuzzaman AS, Gersh BJ, Somers VK. Obstructive sleep apnea: implications for cardiac and vascular disease. JAMA 2003;290(14):1906-1914

48. Peppard PE, Young T, Palta M, et al. Prospective study of the association between sleep-disordered breathing and hypertension. N Engl J Med 2000;342(19):1378-1384

49. Ya e K, La an AM, Harrison SL, et al. Sleep-disordered breathing, hypoxia, and risk of mild cognitive impairment and dementia in older women. JAMA 2011;306(6):613-619

50. Kim HC, Young T, Matthews CG, et al. Distúrbios respiratórios do sono e défices neuropsicológicos. Um estudo de base populacional. Am J Respir Crit Care Med 1997;156(6):1813-1819

51. Baldwin CM, Grith KA, Nieto FJ, et al. The association of sleep disordered breathing and sleep symptoms with quality of life in the Sleep Heart Health Study. Sleep 2001;24(1):96-105

52. Peppard PE, Szklo-Coxe M, Hla KM, et al. Longitudinal association of sleep-related breathing disorder and depression. Arch Intern Med 2006;166(16):1709-1715

53. Magnuson J S, Genden E M, Kuppersmith R B. Robotic head and neck surgery: The essential guide. New York: Thieme Medical Publishers, Inc;2016.

54. Kezirian EJ. Non-responders to pharyngeal surgery for obstructive sleep apnea: insights from drug-induced sleep endoscopy. Otolaryngol Head Neck Surg 2011;121:1320-1326

55. Fujita S, Woodson BT, Clark JL, Wittig R. Laser midline glossectomy (MLG). Laryngoscope 1991;101(8):805–809

56. Woodson BT, Fujita S. Clinical experience with lingualplasty as part of the treatment of severe obstructive sleep apnea. Otolaryngol Head Neck Surg 1992;107(1):40-48

57. Djupesland G, Schrader H, Lyberg T, Refsum H, Lilleas F, Godlibsen OB. Palatofaringoglossopexia no tratamento de pacientes com apneia obstrutiva do sono. Ata Otolaryngol 1992;112 (suppl 492):50-54

58. Mickelson SA, Rosenthal L. Midline glossectomy and epiglottidectomy for obstructive sleep apnea syndrome. Laryngoscope 1997;107(5):614–619

59. Powell NB, Riley RW, Guilleminault C. Radiofrequency tongue base reduction in sleep disordered breathing: a pilot study. Otolaryngol Head Neck Surg 1999;120(5):656-664

60. Chabolle F, Wagner I, Blumen MB, Séquert C, Fleury B, De Dieuleveult T. Tongue base reduction with hyoepiglottoplasty: a treatment for severe obstructive sleep apnea. Laryngoscope 1999;109(8):1273–1280

61. Senders CW, Strong EB. O tratamento cirúrgico da apneia obstrutiva do sono. Clin Rev Allergy Immunol 2003;25(3):213-220

62. Blumen MB, Coquille F, Rocchicioli C, Mellot F, Chabolle F. Redução da língua por radiofrequência através de uma abordagem cervical: um estudo piloto. Laryngoscope 2006;116(10):1887–1893

63. Vicini C, Frassineti S, La Pietra MG, De Vito A, Dallan I, Canzi P. Redução da base da língua com tireo-hioido-pexia (TBRTHP) vs. redução da base da língua com hioepiglotoplastia (TBRHE) no tratamento de adultos com SAHOS ligeira-grave: resultados preliminares de um ensaio prospetivo aleatório. Ata Otorhinolaryngol Ital 2010;30(3):144-148

64. Friedman M, Soans R, Gurpinar B, Lin HC, Joseph N. Evaluation of submucosal minimally invasive lingual excision technique for treatment of obstructive sleep apnea/hypopnea syndrome. Otolaryngol Head Neck Surg 2008;139(3):378-384

65. Lin HS, Rowley JA, Badr MS, Folbe AJ, Yoo GH, Victor L, et al. Transoral robotic surgery for treatment of obstructive sleep apnea-hypopnea syndrome. Laryngoscope 2013;123:1811-6.

66. Vicini C, Dallan I, Canzi P, Frassineti S, La Pietra MG, Montevecchi F. Ressecção robótica transoral da base da língua na síndrome da apneia hipopneia obstrutiva do sono: um relatório preliminar. ORL J Otorhinolaryngol Relat Spec 2010;72:22-7.

67. Toh ST, Han HJ, Tay HN, Kiong KL. Cirurgia robótica transoral para apneia obstrutiva do sono em pacientes asiáticos: uma experiência do centro de sono de Singapura. JAMA Otolaryngol Head Neck Surg 2014;140:624-9.

68. Lin HS, Rowley JA, Folbe AJ, Yoo GH, Badr MS, Chen W. Transoral robotic surgery for treatment of obstructive sleep apnea: factors predicting surgical response. Laryngoscope 2015;125:1013-20.

69. Byrd JK, Leonardis RL, Bonawitz SC, Losee JE, Duvvuri U. Cirurgia robótica transoral para estenose faríngea. Int J Med Robot 2014;10:418-22.

70. Peacock ZS, Aghaloo T, Bouloux GF, Cillo Jr JE, Hale RG, Le AD, et al. Actas da Cimeira de Investigação da Associação Americana de Cirurgiões Orais e Maxilofaciais de 2013. J Oral Maxillofac Surg 2014;72:241-53.

71. Kim JY, Kim WS, Choi EC, Nam W. O papel do planeamento cirúrgico virtual na era da cirurgia robótica. Yonsei Med J 2016;57:265-8.

72. Kavanagh KT. Aplicações da robótica dirigida por imagem na cirurgia otorrinolaringológica. Laryngoscope 1994;104(Pt 1):283-93.

73. Fortin T, Champleboux G, Bianchi S, Buatois H, Coudert JL. Precisão da transferência do planeamento pré-operatório para implantes orais com base em imagens de TC de feixe cónico através de uma máquina de perfuração robótica. Clin Oral Implants Res 2002;13:651-6.

74. Walvekar RR, Peters G, Hardy E, Alsfeld L, Stromeyer FW, Anderson D, et al.Remoção transoral assistida por robô de uma rânula bilateral do assoalho da boca. WorldJ Surg Oncol 2011;9:78.

75. Walvekar RR, Tyler PD, Tamareddi N, Peters G. Remoção transoral assistida por robô de um megalito submandibular. Laryngoscope 2011;121:534-7.

76. Terris DJ, Haus BM, Gourin CG, Lilagan PE. Endo-robotic resection of the submandibular gland in a cadaver model. Head Neck 2005;27:946-51.

77. Eichhorn KW, Bootz F. Clinical requirements and possible applications of robot assisted endoscopy in skull base and sinus surgery. Ata Neurochir Suppl(Wien) 2011;109:237-40.

78. Baek KW, Deibel W, Marinov D, Griessen M, Bruno A, Zeilhofer HF, et al. Aplicabilidade clínica da osteotomia laser sem contacto guiada por robô na cirurgia crânio-maxilo-facial: simulação in-vitro e cirurgia in-vivo em mandíbulas de minipig.Br J Oral Maxillofac Surg 2015.

79. Theodossy T, Bamber MA. Cirurgia modelo com um braço robótico passivo para planeamento de cirurgia ortognática. J Oral Maxillofac Surg 2003;61:1310-7.

80. Omar EA, Bamber MA. Cirurgia de modelo ortognático utilizando um braço robótico passivo. Saudi Dent J 2010;22:47-55.

81. Ishii H, Koga H, Obokawa Y, Solis J, Takanishi A, Katsumata A. Sistema de controlo do gerador de trajectórias e calculadora de conformidade virtual para robôs de massagem maxilofacial. Int J Comput Assist Radiol Surg 2010;5:77-84.

82. Ariji Y, Katsumata A, Hiraiwa Y, Izumi M, Sakuma S, Shimizu M, et al. Caraterísticas ecográficas do músculo masseter como índices para avaliar a eficácia do tratamento com massagem. Oral Surg Oral Med Oral Pathol Oral Radiol Endod 2010;110:517-26.

83. McMahan W, Gewirtz J, Standish D, Martin P, Kunkel JA, Lilavois M, et al.Tool contact acceleration feedback for telerobotic surgery. IEEE Trans Haptics2011;4:210-20.

Chapter 6 VANTAGENS E DESVANTAGENS DA CIRURGIA ROBÓTICA

VANTAGENS DA CIRURGIA ASSISTIDA POR ROBOT

Aumentam a destreza, restauram a coordenação mão-olho adequada e uma posição ergonómica, e melhoram a visualização. Para além disso, estes sistemas tornam possíveis as cirurgias que anteriormente eram tecnicamente difíceis ou inviáveis.

1. Estes sistemas robóticos melhoram a destreza de várias formas. Os instrumentos com graus de liberdade acrescidos aumentam consideravelmente a capacidade do cirurgião para manipular os instrumentos e, consequentemente, os tecidos. Estes sistemas são concebidos de forma a que o tremor do cirurgião possa ser compensado no movimento do efector final através de filtros de hardware e software adequados. Além disso, estes sistemas podem escalar os movimentos de modo a que os grandes movimentos das pegas de controlo possam ser transformados em micromovimentos no interior do doente. [1]

2. Outra vantagem importante é o restabelecimento de uma coordenação mão-olho adequada e de uma posição ergonómica. Estes sistemas robóticos eliminam o efeito de fulcro, tornando a manipulação de instrumentos mais intuitiva. Com o cirurgião sentado numa estação de trabalho remota e ergonomicamente concebida, os sistemas actuais também eliminam a necessidade de se torcer e virar em posições incómodas para mover os instrumentos e visualizar o monitor.

3. Na maioria dos casos, a visão melhorada proporcionada por estes sistemas é notável. A visão tridimensional com perceção de profundidade é uma melhoria significativa em relação às visões das câmaras laparoscópicas convencionais. Também é vantajoso para o cirurgião a capacidade de controlar diretamente um

campo visual estável com maior ampliação e manobrabilidade. Tudo isto cria imagens com maior resolução que, combinadas com o aumento dos graus de liberdade e a maior destreza, melhoram consideravelmente a capacidade do cirurgião para identificar e dissecar estruturas anatómicas, bem como para construir microanastomoses.

DESVANTAGENS DA CIRURGIA ASSISTIDA POR ROBOT

Estes sistemas têm várias desvantagens.

1. Em primeiro lugar, a cirurgia robótica é uma tecnologia nova e a sua utilização e eficácia ainda não estão bem estabelecidas. Até à data, foram realizados sobretudo estudos de viabilidade e quase não foram efectuados estudos de acompanhamento a longo prazo. Muitos procedimentos terão também de ser redesenhados para otimizar a utilização dos braços robóticos e aumentar a eficiência. No entanto, é muito provável que o tempo venha a remediar estas desvantagens.

2. Outro inconveniente destes sistemas é o seu custo. Com um preço de um milhão de dólares, o seu custo é quase proibitivo. Se o preço destes sistemas vai baixar ou subir é uma questão de conjetura. Alguns acreditam que, com os avanços tecnológicos e à medida que se ganha mais experiência com os sistemas robóticos, o preço irá baixar.[1] Outros acreditam que as melhorias tecnológicas, como a háptica, o aumento da velocidade dos processadores e um software mais complexo e capaz aumentarão o custo destes sistemas. [2]

3. Também está em causa o problema da atualização dos sistemas; quanto é que os hospitais e as organizações de saúde terão de gastar em actualizações e com que frequência? Em todo o caso, muitos consideram que, para justificar a aquisição

destes sistemas, é necessário que eles sejam objeto de uma utilização multidisciplinar generalizada. [2]

4. Outra desvantagem é a dimensão destes sistemas. Ambos os sistemas têm dimensões relativamente grandes e braços robóticos relativamente pesados. Esta é uma desvantagem importante nas salas de operações actuais, já lotadas.[2] Pode ser difícil para a equipa cirúrgica e para o robô caberem na sala de operações. Alguns sugerem que a miniaturização dos braços e instrumentos robóticos resolverá os problemas associados ao seu tamanho atual. Outros acreditam que serão necessárias salas de operações maiores, com vários braços e suportes de parede, para acomodar os requisitos de espaço extra dos sistemas cirúrgicos robóticos. O custo da criação de espaço para estes robots e o custo dos próprios robots tornam-nos uma tecnologia especialmente dispendiosa.

5. Uma das potenciais desvantagens identificadas é a falta de instrumentos e equipamento compatíveis. A falta de determinados instrumentos aumenta a dependência dos assistentes de mesa para efetuar parte da cirurgia.[1] Trata-se, no entanto, de uma desvantagem transitória, uma vez que foram e serão desenvolvidas novas tecnologias para colmatar estas deficiências. A maioria das desvantagens identificadas será remediada com o tempo e com as melhorias tecnológicas. Só o tempo dirá se a utilização destes sistemas justifica o seu custo. Se o custo destes sistemas se mantiver elevado e se não reduzirem o custo dos procedimentos de rotina, é pouco provável que haja um robot em cada sala de operações e, por conseguinte, é pouco provável que sejam utilizados em cirurgias de rotina.

1. Kim VB, Chapman WH, Albrecht RJ, et al. Early experience with telemanipulative robot-assisted laparoscopic cholecystectomy using Da Vinci. *Surg Laparosc Endosc Percutan Tech*. 2002;12:34-40.

2. Satava RM, Bowersox JC, Mack M, et al. Robotic surgery: state of the art and future trends. *Contemp Surg*. 2001;57:489-499.

A TEORIA DO FUTURO HUMANO DE BILL JOY

Tecnólogos famosos como Bill Joy, um dos fundadores da revolução dos computadores e da Internet, acreditam num futuro muito diferente para os seres humanos. Poderá haver um futuro em que os seres humanos não sejam uma parte essencial do ecossistema global e já não estejam no topo da cadeia alimentar evolutiva. Joy especulou que a evolução tinha passado dos organismos biológicos para os sistemas mecânicos e informáticos.[1] O lugar do ser humano no futuro poderá ser algures um pouco mais abaixo na pirâmide, com novos sistemas avançados a assumirem uma parte da liderança em novos desenvolvimentos e na gestão da sociedade. Perguntou: "Será que o futuro precisa de nós?" Este tipo de teorias continua a alimentar o medo que os humanos têm das actividades robóticas ou assistidas por computador na sociedade. Estamos provavelmente a um século ou mais de distância deste tipo de viragem na estrutura do poder, mas a pergunta por si só pode ser aterradora. Será que o futuro precisa de cirurgiões com robots, ou precisa apenas do robot?

O FUTURO DA CIRURGIA ROBÓTICA

A cirurgia robótica está a dar os primeiros passos. Muitos obstáculos e desvantagens serão resolvidos com o tempo e, sem dúvida, muitas outras questões surgirão. Muitas questões ainda não foram colocadas; questões como a responsabilidade por negligência, credenciais, requisitos de formação e licenciamento interestadual para tele-cirurgiões, para citar apenas algumas.

Muitas das vantagens actuais da cirurgia assistida por robôs garantem o seu desenvolvimento e expansão contínuos. Por exemplo, a sofisticação dos controlos e os múltiplos graus de liberdade proporcionados pelos sistemas Zeus e da Vinci permitem uma maior mobilidade e a ausência de tremores sem afetar o campo visual, possibilitando a realização de microanastomoses. Muitos observaram que os sistemas robóticos são sistemas de informação e, como tal, têm a capacidade de interagir e integrar muitas das tecnologias que estão a ser desenvolvidas e atualmente utilizadas no bloco operatório.[2] Uma possibilidade interessante é a expansão da utilização da fusão de imagens de vídeo pré-operatórias (tomografia computorizada ou ressonância magnética) e intra-operatórias para orientar melhor o cirurgião na dissecção e identificação da patologia. Estes dados podem também ser utilizados para ensaiar procedimentos complexos antes da sua realização. A natureza dos sistemas robóticos também torna possível a consulta ou orientação intra-operatória a longa distância e pode proporcionar novas oportunidades de ensino e avaliação de novos cirurgiões através de orientação e simulação. A Computer Motion, fabricante do sistema cirúrgico robótico Zeus, já está a comercializar um dispositivo denominado SOCRATES que permite aos cirurgiões em locais remotos ligarem-se a uma sala de operações e partilharem vídeo e áudio, utilizarem um "telestrator" para realçar a anatomia e controlarem a câmara endoscópica AESOP.

Tecnicamente, ainda há muito a fazer antes de se poder concretizar todo o potencial da cirurgia robótica. Embora estes sistemas tenham melhorado muito a destreza, ainda não desenvolveram todo o potencial em termos de instrumentação ou de incorporação de toda a gama de dados sensoriais. É necessário desenvolver mais instrumentos mecânicos padrão e mais instrumentos dirigidos por energia. Alguns autores acreditam também que a cirurgia robótica pode ser alargada ao domínio dos testes de diagnóstico avançados com o desenvolvimento e utilização de equipamento de ultra-sons, infravermelhos próximos e microscopia confocal. [3]

Tal como os robots da cultura popular, o futuro da robótica na cirurgia é limitado apenas pela imaginação. Muitos dos futuros "avanços" já estão a ser investigados. Alguns laboratórios, incluindo o laboratório dos autores, estão atualmente a trabalhar em sistemas para transmitir a sensação de toque dos instrumentos robóticos ao cirurgião.[4,5,6,7,8,9] Outros laboratórios estão a trabalhar na melhoria dos métodos actuais e no desenvolvimento de novos dispositivos para anastomoses sem sutura.[10,11,12] Quando a maioria das pessoas pensa em robótica, pensa em automatização. A possibilidade de automatizar algumas tarefas é simultaneamente excitante e controversa. Os sistemas futuros poderão incluir a capacidade de um cirurgião programar a cirurgia e limitar-se a supervisionar enquanto o robot executa a maioria das tarefas. As possibilidades de melhoria e avanço são apenas limitadas pela imaginação e pelo custo.

1. Joy B. Why the future doesn't need us. Revista Wired. abril de 2000; 8(4). Acedido online, 24 de março de 2014.

2. Satava RM, Bowersox JC, Mack M, et al. Robotic surgery: state of the art and future trends. *Contemp Surg.* 2001;57:489-499.

3. Prasad SM, Ducko CT, Stephenson ER, et al. A prospective clinical trial of robotically assisted endoscopic coronary grafting with 1 year follow-up. *Ann Surg.* 2001;233:725-732.

4. Tholey G, Chanthasopeephan T, Hu T, et al. Measuring Grasping and Cutting Forces for Reality-Based Haptic Modeling. Computer Assisted Radiology and Surgery, 17th International Congress and Exhibition, junho de 2003, Londres, Reino Unido.

5. Hu T, Castellanos A, Tholey G, et al. Real-Time Haptic feedback Laparoscopic tool for use in Gastro-intestinal Surgery. Fifth International Conference on Medical Image Computing and Computer Assisted Intervention (MICCAI), Tóquio, Japão, setembro de 2002.

6. Kennedy C, Hu T, Desai JP, et al. A Novel Approach to Robotic Cardiac Surgery using Haptics and Vision. Cardiovascular Engineering: An International Journal, 2002.

7. Kennedy C, Hu T, Desai JP. Combining Haptic and Visual Servoing for Cardiothoracic Surgery. *2002 IEEE International Conference on Robotics and Automation*, Volume: 2, 2002 Página(s): 2106-2111, Washington DC, maio de 2002.

8. Kennedy CW, Desai JP. Force Feedback Using Vision. The 11th International Conference on Advanced Robotics, 30 de junho a 3 de julho de 2003, Universidade de Coimbra, Portugal.

9. Morimoto AK, Foral RD, Kuhlman JL, et al. Sensor de força para babcock laparoscópico. *Stud Health Technol Inform.* 1997;39:354-361.

10. Tozzi P, Corno A, von Segesser L. Sutureless coronary anastomoses: revi val of old concepts. *Eur J Cardiothoracic Surg.* 2002;22:565.

11. Buijsrogge MP, Scheltes JS, Heikens M, et al. Sutureless coronary anastomosis with an anastomotic device and tissue adhesive in off-pump porcine coronary bypass grafting. 2002;123:788-794.

12. Eckstein FS, Bonilla LF, Schaff H, et al. Duas gerações dos sistemas de conectores coronários ATG da St. Jude Medical para anastomose da artéria

coronária na cirurgia de revascularização do miocárdio. *Ann Thorac Surg*. 2002;74:S1363-S1367.

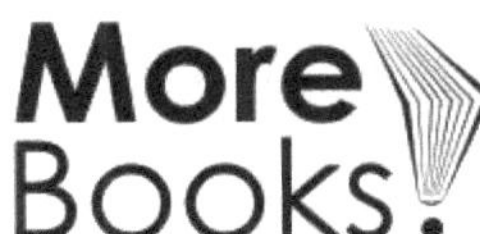
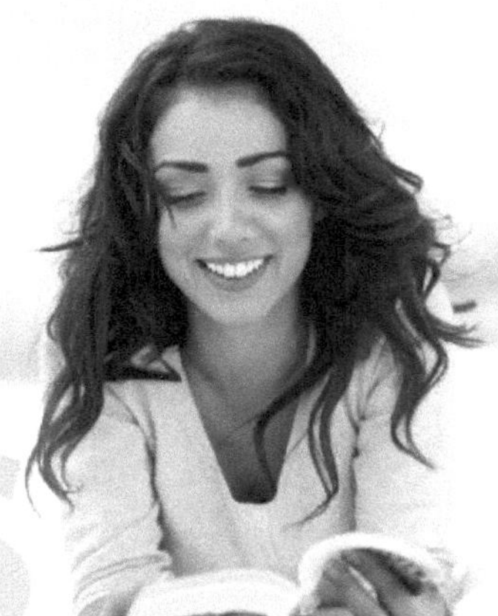

I want morebooks!

Buy your books fast and straightforward online - at one of world's fastest growing online book stores! Environmentally sound due to Print-on-Demand technologies.

Buy your books online at
www.morebooks.shop

Compre os seus livros mais rápido e diretamente na internet, em uma das livrarias on-line com o maior crescimento no mundo! Produção que protege o meio ambiente através das tecnologias de impressão sob demanda.

Compre os seus livros on-line em
www.morebooks.shop

info@omniscriptum.com
www.omniscriptum.com

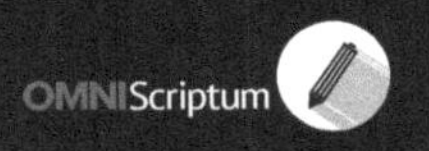

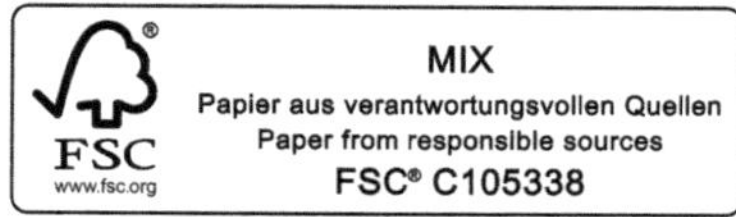